AF236491

Homöopathie und...

Eine Schriftenreihe - ein Glasperlenspiel

Zehnte Ausgabe

Adolf Hitler, Antoine de Saint-Exupéry

Homöopathisch betrachtet

von Dieter Albin Elendt

Homöopathie und...

Eine Schriftenreihe - ein Glasperlenspiel

Herausgeber: Dieter Elendt

Zehnte Ausgabe

Adolf Hitler, Antoine de Saint-Exúpery

Homöopathisch betrachtet

Dieter Albin Elendt

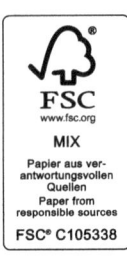

Bibliografische Informationen der Deutschen Nationalbibliothek:
Die Deutsche Nationalbibliothek verzeichnet diese Publikation in
der deutschen Nationalbibliografie; detaillierte Informationen sind
im Internet über <http://dnb.dbb.de> abrufbar.

© 2020: Dieter Albin Elendt
Herstellung und Verlag: Books on Demand , Norderstedt
ISBN 9783752668582

Inhaltsverzeichnis

Prolog zu Hitler   7

Hitler   17

Prolog zu Saint-Exupéry   137

Saint-Exupéry   143

Anhang   207

Prolog zu Hitler

Ich weiß, dass es (mindestens) drei Probleme mit diesem Buch gibt.

Das erste ist, dass ich teilweise biografisch arbeiten muss, aber nicht in der Lage bin, eine Biografie über Saint-Exupéry oder gar über Hitler zu schreiben, nicht einmal ansatzweise. Überdies gibt es genügend davon (jedenfalls über Hitler), die meist so um die 1000 Seiten aufweisen. Ein paar davon habe ich gelesen, auch ein paar Bücher, die sich nur mit bestimmten Aspekten befassen. Aber die Literatur um Hitler erschöpfend zu berücksichtigen, fühle ich mich nicht in der Lage. Insofern ist das hier kein wissenschaftliches Werk, sondern allenfalls ein Essay unter dem homöopathischen Blickwinkel.

Das zweite Problem war ein praktisches: Ich halte es für falsch, über jemanden zu schreiben, wenn man nichts von ihm gelesen hat. "Mein Kampf" war allerdings zu der Zeit, als ich das Seminar hielt, das diesem Büchlein zugrunde liegt, auf offiziellem Wege kaum zu beschaffen. Auch Antiquariate, die es hätten verkaufen dürfen, erwiesen sich als Fehlanzeige. Offenbar traut sich niemand. Ich habe einen Weg gefunden: Ich musste nur mit meinem Kindle-Account vorübergehend nach Spanien umziehen. Dort wurde es problemlos angeboten. Es gibt also immer noch Berührungsängste auch wenn jetzt die kommentierte Ausgabe erhältlich ist.

Das dritte Problem besteht in der Frage, ob man sich Adolf Hitlers[1] Persönlichkeit in pathographischer Weise nähern sollte oder darf.

Es gibt ernst zu nehmende Stimmen, die das eindeutig verneinen Claude LANZMANN, der Regisseur der Dokumentation "Shoah" meint, es sei obszön, sich pathographisch mit Hitler zu befassen und auf diese Weise nach Erklärungen zu suchen.
Wer bin ich, um diesem Großen zu widersprechen? Und doch muss ich es tun.

---

[1] Ich verzichte hier darauf, den Namen Hitlers (und anderer Nazi-„Größen" in das Literaturverzeichnis einzutragen, obwohl er bekanntermaßen Autor ist – aus nachvollziehbaren Gründen. Es wird hier auch keine Bilder von Hitler geben. Und auch Anonymus wird diesmal schweigen.

Es gibt nämlich drei prinzipielle Möglichkeiten, mit dem Großverbrecher Hitler umzugehen:

Erstens: Man kann etwa meinen, er sei krank gewesen. Da gibt es etwa die Schizophrenie-Hypothese und noch einiges mehr, worauf ich noch eingehen werde. Das Problem dabei ist, dass ihn das im rechtlichen Sinne ent-schuldigen könnte. Und das hat er gewiss nicht verdient.

Zweitens: Er war die Verkörperung des absolut Bösen. Er war ein Monster. Das würde bedeuten, dass er anders war als wir alle, dass man seinen Namen aus der Liste der Menschen löschen darf, eben weil er nicht zu uns gehört. Man braucht sich um ihn einfach nicht weiter zu kümmern. Das habe ich bei meiner Vorbereitung auf ein Seminar 2013 mehrfach gehört: "Wie kann man sich mit Hitler befassen?"
Dem kann man das Wort von AUGUSTINUS entgegenhalten:

> *Monstra sunt in genere humano.*
> *Monster sind Teil des Menschengeschlechts.*

Daraus folgt die dritte (und schrecklichste) Möglichkeit: Die Möglichkeit, so zu werden wie er und das zu tun, was er tat, ist in jedem Menschen vorhanden, auch in mir.

Wie können wir uns zwischen diesen drei Möglichkeiten entscheiden? Nur dadurch, dass wir versuchen zu verstehen.
Gerade in der psychodynamisch orientierten Homöopathie ist dieses Verstehen wichtig, wichtiger als die einzelnen Symptome.
Der Abscheu muss bleiben, egal, ob Hitler nun krank war oder nicht. Damit verbunden ist die theoretische Frage der Schuldfähigkeit MATUSSEK und MATUSSEK untersuchen das und kommen am Schluss ihres Buches zu einer Art Gutachten, in dem sie Hitler volle Schuldfähigkeit bescheinigen. Das ist andererseits jedoch problematisch, da sie die Schizophrenie-Theorie verfolgen und Schizophrenie durchaus Schuldunfähigkeit zur Folge haben kann.
Ich muss gestehen, dass ich diese Grenze zwischen Krankheit und Gesundheit selbst nicht wirklich kenne – obwohl oder vielleicht

gerade, weil ich Arzt bin. Und mit den rechtlichen Nuancen kenne ich mich einfach nicht aus. Es geht mir um anderes:

Das Verstehen ist wichtig. Nur durch das Verstehen dessen, was passiert ist, können wir gesellschaftlich eventuell verhindern, dass es wieder passiert. Und als Homöopathen können wir, indem wir die für Hitler in Frage kommenden Mittel kennen, lernen, welche Arzneimittel für andere ähnlich problematische Persönlichkeiten in Frage kommen könnten.

Das zweite Problem dieses Büchleins ist gravierender: Wie kann man die Namen "Antoine de Saint Exupéry" und "Adolf Hitler" überhaupt zusammen in einem Satz gebrauchen? Und gar in einem Buchtitel? Das grenzt an Blasphemie. Dieser Autor des "Kleinen Prinzen" (*Man sieht nur mit dem Herzen gut...*) darf doch nicht mit dem Großverbrecher auch nur im Entferntesten in Verbindung gebracht werden!

Ich kann hier im Vorwort noch nicht ausführen, was mich dazu bewog, die beiden in einem Büchlein zu betrachten, vielleicht nur soviel: "Der kleine Prinz" war mir schon immer etwas suspekt, aber "Die Stadt in der Wüste" ist ein Buch, das ich nur mit äußerster Mühe vollständig lesen konnte. Es landete mehrfach in der Ecke (häufiger als Kafkas "Schloss" und aus anderen Gründen). Aber dazu später.

Und ich will Beispiele anführen:

In einer Sendung der "Heute-Show" trat einmal Olaf SCHUBERT mit einem Beitrag auf. Er nannte die Namen von mehreren Diktatoren: *Cäsar, Nero, Alexander, Napoleon, Ceausescu, Gaddafi, Stalin, und wie sie alle heißen...*

Und das war in gewisser Hinsicht als Vergleich mit der gegenwärtigen Bundeskanzlerin Angela Merkel gedacht – sicher unrichtig, aber als Satire erlaubt. Wenn Herr SCHUBERT die Liste der Diktatoren um einen Namen ergänzt hätte – den Adolf Hitlers –, hätte es hingegen einen Aufschrei gegeben. Alles andere geht, man kann auch Äpfel mit Birnen vergleichen, aber bitte keinen Menschen mit Adolf Hitler.

Deshalb gab es auch jenen Aufschrei, als Lars VON TRIER über Hitler sprach, indem er ihn sich in seinem Bunker vorstellte, zu dem Zeitpunkt, als der Krieg erkennbar verloren war.
Wenn man nur diese Situation ansieht: ein gebrochener Mann, ein kranker Mann, der Divisionen auf der Landkarte hin und herzieht, die es gar nicht mehr gibt und der ansonsten Berge von Kuchen in sich hineinschaufelt – darf man mit ihm Mitleid haben? Wenn man seine Verbrechen betrachtet, schließt das Mitleid wohl aus, aber wenn man nur die Situation sieht – oder auch, wie es ihm ging, bevor er zum Verbrecher wurde?

Meine Hypothese ist tatsächlich, dass wir durch dieses ungeschriebene Verbot die eigenen mörderischen Möglichkeiten von uns weghalten können – gesellschaftlich wie persönlich.
Man lese auch die Rede von Philipp JENNINGER (1988), die eindeutig von einer hohen Moral zeugt, die aber dennoch zu seinem Rücktritt am nächsten Tag führte, wegen ein paar Formulierungen.

Nun, ich werde nicht zurücktreten, weil ich bereits zurückgetreten (als Arzt im Ruhestand) bin, weil ich nicht vorhabe, irgendwelche Verbrechen zu relativieren oder gar die Shoah zu leugnen. Aber dennoch: Ich will verstehen (womit ich mich in der guten Gesellschaft meiner Freundin Hannah ARENDT fühle)!
Und ich bin ganz bestimmt kein Nazi (was immer mit diesem Wort auch heute gemeint ist).

Ein Wort von Thomas MANN, der einmal provozierend vom "Bruder Hitler" sprach, aus dem Jahr 1938:

> *Dies auch nur zuzugeben die bloßen leidigen Tatsachen anzuerkennen, kommt schon moralischer Kasteiung nahe. Es gehört Selbstbezwingung dazu, die noch obendrein fürchten muß, unmoralisch zu sein, da sie den Haß zu kurz kommen läßt, der hier von jedem gefordert ist, dem das*

Schicksal der Gesittung auf irgendeine Weise auf das Ge-
wissen gelegt ist.
Haß - ich darf mir sagen, daß ich es daran nicht fehlen
lasse. Redlich wünsche ich diesem öffentlichen Vorkomm-
nis einen Untergang in Schanden, - einen so baldigen, wie
er bei seiner erprobten Vorsicht kaum zu erhoffen ist.
Dennoch fühle ich, dass es nicht meine besten Stunden
sind, in denen ich das arme, wenn auch verhängnisvolle
Geschöpf hasse. Glücklicher, angemessener wollen mir je-
ne scheinen, in denen das Bedürfnis nach Freiheit, nach
ungebundener Anschauung, mit einem Wort nach Ironie,
die ich seit so langem schon als das Heimat-Element aller
geistigen Kunst und Produktivität zu verstehen gelernt
habe, über den Haß den Sieg davonträgt.

Noch etwas zum Umgang mit Hitler:

Man muss sich Gedanken um die Zuverlässigkeit der Quellen machen (was ich nicht ausführend leisten kann). Aber ein Beispiel will
ich geben, das aus "Mein Kampf" stammt und das ich zunächst
nach STIERLIN zitiere:

In einer Kellerwohnung, aus zwei dumpfen Zimmern be-
stehend, haust eine sechsköpfige Arbeiterfamilie, Unter
den fünf Kindern auch ein Junge von, nehmen wir an, drei
Jahren. Schon die Enge und Überfüllung des Raumes führt
nicht zu günstigen Verhältnissen, Streit und Hader wer-
den häufig schon auf diese Weise entstehen [...]
Wenn dieser Kampf unter den Eltern selber ausgefochten
wird, und zwar fast jeden Tag, in Formen, die an innerer
Rohheit oft wirklich nichts zu wünschen übriglassen, dann
müssen sich, wenn auch noch so langsam, endlich die Re-
sultate eines solchen Anschauungsunterrichts bei den
Kleinen zeigen. Welcher Art sie sein müssen, wenn dieser
gegenseitige Zwist die Formen roher Ausschreitungen des
Vaters gegen die Mutter annimmt, zu Mißhandlungen in
betrunkenem Zustand führt, kann sich der ein solches Mi-
lieu eben nicht Kennende nur schwer vorstellen. Mit 6

Jahren ahnt der kleine, zu bedauernde Junge Dinge, vor denen auch ein Erwachsener nur Grauen empfinden kann. Moralisch angegiftet, körperlich unterernährt, das arme Köpfchen verlaust, so wandert der junge „Staatsbürger" in die Volksschule. Daß es mit Ach und Krach bis zum Lesen und Schreiben kommt, ist auch so ziemlich alles. Von einem Lernen zu Hause kann keine Rede sein. [...] Was der kleine Kerl sonst zu Hause hört, führt auch nicht zu einer Stärkung oder Achtung vor der lieben Mitwelt.

Übel aber endet es, wenn der Mann von Anfang an seine eigenen Wege geht und das Weib, gerade den Kindern zuliebe, dagegen auftritt. Dann gibt es Streit und Hader, und in dem Maße, in dem der Mann der Frau nur fremder wird, kommt er dem Alkohol näher. Kommt er endlich Sonntag oder Montag nachts nach Hause, betrunken und brutal, immer befreit vom letzten Heller und Pfennig, dann spielen sich oft Szenen ab, daß Gott erbarm. In Hunderten von Beispielen habe ich das alles miterlebt...

Hier haben wir eine problematische Zitation. Die entsprechenden Stellen liegen bei Hitler mehrere Seiten auseinander und sind zudem in der falschen Reihenfolge zitiert. Aber es kann noch schlimmer kommen:
Alice MILLER übernimmt (offenbar) von STIERLIN den Text, macht ihn aber zu einem fortlaufenden.
STIERLIN meint, dass sich Hitler bei dieser Formulierung von Kindheitserinnerungen habe leiten lassen. Die Begründung hierfür fehlt. Er leitet aber daraus ab, dass Hitler seinen Vater schon früh fürchtete und haßte.
Wenn STIERLIN noch schreibt, dass Hitler sich hierbei von Kindheitserinnerungen hat leiten lassen, meint Alice Miller dann, dass diese Stelle direkt zeige, *wie Adolf Hitler seine Kindheit erlebte.*
Aus einer Beschreibung von sozialen Missständen seiner Zeit, die vielleicht zum Teil von eigenem Erleben gefärbt ist, wird eine Beschreibung seiner Kindheit. Am Erlebnisgehalt dieser Darstellung kann nach MILLER kein Zweifel bestehen. Das mag ich nun wieder anzweifeln: Möglich ist es, aber nur teilweise und wohl auch kaum

beweisbar. Und woher weiß Alice MILLER, dass das wirklich eine Schilderung seiner Kindheit ist?

Es gibt Anhaltspunkte dagegen:
Zum einen hat die wirkliche Familie nie in einer Kellerwohnung gelebt, sondern war zwar nicht reich, hatte aber ihr Auskommen. Zweitens handelte es sich bei der realen Familie tatsächlich um 6 Personen. Merkwürdigerweise steht aber in "Mein Kampf" die Zahl sieben[2]. Ein Zitierfehler, ok. Aber wenn einer vom anderen abschreibt, kommt schließlich jemand darauf, dass hier direkt die Familie Hitlers gemeint ist.
Und selbst, wenn Hitler hier seine eigene Kindheit gemeint hätte, wäre das nicht zuverlässig, denn er macht etliche biografische Angaben, die nachweisbar nicht stimmen.
Homöopathisch könnte man daher die Rubrik "Lügner" verwenden. Andererseits ist es aber erstaunlich, wie deutlich er schon in "Mein Kampf" seine Ziele formuliert. Man könnte da sogar an die geradezu gegenteilige Rubrik „Wahrheit - sagt vorbehaltlos die reine Wahrheit" denken.

Ein anderes Zitat von FEST besagt, dass Hitler als Kind seinen trunksüchtigen Vater in *Szenen gräßlicher Scham aus stinkenden, rauchigen Kneipen nach Hause zerren musste.* Leider sagt FEST nicht, woher das Zitat stammt. Ich habe es dann doch gefunden. Es stammt nicht von Hitler, sondern von Frank, dem Anwalt Hitlers, dem späteren Generalgouverneur von Polen, Kriegsverbrecher.

Als wie zuverlässig sollte man das ansehen? Vielleicht handelt es sich um nichts weiter als um eine Verklärung Hitlers. So schlecht wurde er behandelt und ist trotzdem – oder gerade deswegen – "der Führer" geworden, der sich für die Belange der normalen Menschen einsetzt – damit das, was ihm geschehen ist, niemals wieder einem anderen Kind geschieht! Es ist daher sehr schwierig, die Kindheit Hitlers zu repertorisieren und ich lasse es besser bleiben oder werde es nur in Ansätzen versuchen.

---

[2] Vorausgesetzt, meine Fassung ist korrekt.

Möglich ist aber, diese merkwürdige Kombination aus Lügen in Bezug auf seine eigene Vergangenheit und Wahrheit über seine Ziele, wie sie in "Mein Kampf" zu finden ist, anzusehen.

1	Gemüt - Geheimnistuerisch, verschlossen	44
2	Gemüt - Lügner	33
3	Gemüt - Wahrheit - sagt (vorbehaltlos, rücksichtslos) die reine Wahrheit	17
4	Gemüt - Ichbezogenheit, Selbstüberhebung	55
5	Gemüt - Pläne - macht, schmiedet viele Pläne	36

	verat.	nux-v.	lyc.	op.	sulph.	agar.	lach.	sep.	anac.	nat-m.
	4/6	4/5	3/5	3/5	3/5	3/4	3/4	3/4	3/3	3/3
1	1	1	2	1	-	1	1	2	1	1
2	2	1	1	3	1	-	-	1	-	1
3	1	-	-	-	-	-	-	-	-	-
4	2	2	2	-	2	2	2	-	1	-
5	-	1	-	1	2	1	1	1	1	1

Zu Veratrum an erster Stelle wird noch einiges zu sagen sein. Aber eine grandiose Selbstüberhebung, die zu Veratrum passt, findet sich natürlich schon in "Mein Kampf". Nux vomica an zweiter Stelle ist ebenfalls einsehbar. Immerhin heißt das Buch "Mein Kampf" (*"Kämpfen, möchte"*).

Lycopodium halte ich für weniger wahrscheinlich. Zwar gab es in Hitlers Leben durchaus einiges an Taktieren und Paktieren, aber gerade in dem Buch ist nicht viel davon zu finden, vielmehr wendet er sich deutlich gegen Opportunismus (wenn auch mit Argumenten, die kaum nachvollziehbar sind).

Die geneigten Leserinnen und Leser möchte ich warnen, aus dieser ersten Probe-Repertorisation schon Schlüsse zu ziehen, welches

Mittel für Hitler insgesamt passen könnte. Es gibt noch viel zu erzählen und am Schluss werden es über 100 Rubriken sein. Im Anhang findet sich eine Liste der von mir ausgewählten Rubriken.

Eins muss im Prolog noch gesagt werden: Dies ist kein wissenschaftliches Werk, sondern ein Essay. Ich werde also auch keine wissenschaftliche Zitation benutzen. Dennoch werden alle verwendeten Quellen im Literaturverzeichnis aufgeführt.

Es wird einen zweiten Prolog geben, der am Anfang des Teils über Saint-Exupéry steht.

Hitler

Biografisches

Mit der Erwähnung von "Mein Kampf" habe ich viel zu spät in Hitlers Leben begonnen, daher gehe ich jetzt erst einmal einige Schritte zurück, nämlich zu seinen Eltern und Großeltern:

Die Herkunft

Eigentlich ist mir die Herkunft eines Menschen herzlich egal, denn es kommt auf den Menschen selbst an, ob ich ihn oder sie mag oder nicht (und auf mich natürlich auch). Wenn es eine Abneigung gibt, muss ich mich nicht weiter mit dieser Person befassen, wenn das Gegenteil der Fall ist, brauche ich auch nicht weiter nachzudenken. Zwar kann sich die Haltung zu einer Person ändern und differenzieren, aber erst einmal ist es so.

Aber wenn man verstehen will, <u>warum</u> jemand so geworden ist, wie er ist, kann die Frage der Herkunft doch eine bedeutende Rolle spielen. Und diese Frage ist bei Adolf Hitler ein wenig kompliziert.

Beginnen möchte ich bei den Großeltern. Die Großmutter ist bekannt (naturgemäß ist die Sicherheit der Elternschaft ohne die Anwendung von Molekularbiologie bei den Müttern größer als bei den Vätern). Sie hieß Anna Schicklgruber und war eine Magd in einer ärmlichen Gegend Österreichs.

Über den Großvater Hitlers können wir nicht so sicher sein. Zwar heiratete sie Johann Georg Hiedler, aber es existiert die Hypothese, dass eigentlich dessen Bruder Johann Nepomuk Hüttler der Großvater Hitlers war[3].

Es gibt eine dritte Hypothese, die unter Historikern als widerlegt gilt, die uns also auf den ersten Blick nicht zu interessieren bräuchte. Allerdings hat Hitler von dieser Hypothese gewusst und dieses Wissen kann durchaus von Bedeutung sein.

Sie besagt(e), dass der Großvater Hitlers ein gewisser Frankenberger war, bei dem Maria Anna als Magd angestellt war und der ihr auch angeblich Unterhalt gezahlt hat. Und der sei Jude gewesen.

---

[3] Dazu ist zu bemerken, dass Hiedler, Hüttler, Hütler oder Hitler synonym sind. Es wurde einfach mal so, mal so eingetragen.

Der bereits erwähnte Hans Frank, Hitlers Anwalt und späterer Generalgouverneur von Polen, hat für Hitler einen Stammbaum erstellt. Er sagt folgendes darüber, wie sich Hitler zu dem Gerücht stellte.

Adolf Hitler selbst wußte, daß sein Vater nicht von dem geschlechtlichen Verkehr der Schicklgruber mit dem Grazer Juden herstammte, er wußte es von seines Vaters und der Großmutter Erzählungen.

Dazu muss man zweierlei bemerken:
Erstens konnte die gemeinte Großmutter ihrem Enkel rein gar nichts erzählen, einfach aus dem Grunde, weil sie lange vor seiner Geburt gestorben war. Und aus welchem Grunde sollte sein Vater ihm, bevor er 14 war, gesagt haben, dass sein Großvater kein Jude war? Entweder war das selbstverständlich oder eben nicht. Nur im letzteren Fall wäre eine Erklärung nötig gewesen.
Eine Möglichkeit hätte sein können, dass ihm schon als vor-14-jährigem jungen Mann ebensolche Gerüchte zu Ohren gekommen waren. Dann hätte es einen Grund gegeben, die Eltern zur Rede zu stellen – worauf er wahrscheinlich verprügelt worden wäre. Und auch dann wäre die Äußerung des Vaters nichts wert, denn er hätte, wenn es so wäre, ja auch lügen können.

Aber folgen wir dem Bericht Franks weiter:

Er [Hitler] *wußte, dass sein Vater herstammte aus den vorehelichen Beziehungen seiner Großmutter mit ihrem späteren Mann. Aber diese beiden waren arm, und der Jude zahlte die Alimente als höchst erwünschte jahrelange Zulage zum armseligen Haushalt. Man hatte ihn, den Zahlungsfähigen, als Vater angegeben, und ohne Prozeß zahlte der Jude, weil er wohl einen prozessualen Austrag und die damit verbundene Öffentlichkeit scheute.*
(zitiert nach FEST)

Man bedenke: Frank behauptet nicht, dass an den Gerüchten nichts dran sei. Womöglich ließen sie sich nicht mehr unterdrücken? Er behauptet lieber, dass sich Hitlers Großmutter des Betrugs und möglicherweise der Erpressung schuldig gemacht habe, was offenbar weniger schlimm ist, als wenn der Großvater tatsächlich ein Jude gewesen wäre.

Man stelle sich vor, was es bedeuten könnte, wenn Hitlers Großvater tatsächlich Jude war und wenn das Hitler zumindest ahnte!

1942 wurde durch die Gestapo eine erneute Untersuchung vorgenommen, mit dem Ergebnis, dass es diesen Frankenberger gar nicht gab. Das behaupten auch moderne Biografen. Es habe zu dieser Zeit in Graz überhaupt keine Juden gegeben und schon gar keinen Frankenberger oder Frankenreiter. Man mag damit anfangen was man will.

Die Spekulationen um die Vaterschaft gehen natürlich noch weiter: bis zum legendären Baron Rothschild. Aber das gehört dann wohl vollends ins Reich der Legende.

Und was stimmt, das wird wohl schwer vollständig zu erfahren sein. Aber es geht mir, wie schon gesagt, nicht darum, wer Hitlers Vater war, sondern darum, dass Hitler über diese Gerüchte wusste und darum, was das mit ihm gemacht haben könnte. Wir beziehen ja unser Wissen um unsere Identität zum Teil aus der Gewissheit, wer unsere Eltern sind. Wissen wir das nicht, trägt das zu Problemen mit der eigenen Identität bei. Damit meine ich nicht, dass sie bei Nichtkenntnis (etwa sogar bei Waisen) gestört sein <u>muss</u>, aber es <u>kann</u> zu Identitätsproblemen beitragen. Nicht umsonst hat Hitler diese Verhältnisse zweimal untersuchen lassen. Er wollte es einfach wissen. Die entsprechende Rubrik ist "*Verwirrung; geistige - Identität - in bezug auf seine*".

Man kann diese Zweifel in Beziehung setzen zu vier Grundannahmen: erstens, dass "das Blut" Identität verschafft, was die Idee der "Rassenreinheit" zu Folge hat (auch wenn er dann bei einem für ihn selbst negativen Ergebnis der Herkunfts-Untersuchung selbst ausgeschlossen werden müsste).

Zweitens braucht jemand, der an dieser Wurzel von Identität Zweifel hat, eine andere Quelle, aus der er Identität beziehen kann. Das kann durchaus auch "Volk" und "Boden" sein.

Drittens erhebt sich aber die Frage, wie die Vermutung, einen Juden zum Großvater zu haben, mit dem Judenhass Hitlers zusam-

mengeht. Die psychotherapeutische Erfahrung zeigt aber, dass es verschiedene Reaktionen auf das Wissen gibt, dass der soziale Vater (möglicherweise) nicht der biologische Vater ist. Man kann beginnen, mit allen Mitteln nach dem biologischen Vater zu suchen, es kann einem gleichgültig sein oder man kann sogar mit Hass reagieren. Und dieser Hass kann sich ausweiten:
Viertens wäre es nämlich, wenn die Geschichte stimmen würde, so, dass die arme Magd Anna Schicklgruber von dem reichen Juden Frankenberger verführt (bzw. vergewaltigt) und geschwängert wurde, dass eine junge, arische, aber fast rechtlose Frau betroffen gewesen wäre. Eine schreiende Ungerechtigkeit![4] "So sind sie eben, die Juden. Und deshalb muss man sie bekämpfen!"

Ganz gewiss ist das reine Spekulation und ganz gewiss haben auch etliche andere Faktoren zu Hitlers abstruser Ideologie beigetragen, aber jede Bedeutung möchte ich diesen Familienverhältnissen nicht absprechen.
Wie immer es auch gewesen sein mag: Hitlers Vater Alois kam unehelich zur Welt und hieß folgerichtig Schicklgruber. Erst später fand die Eheschließung mit Johann Georg Hiedler statt. Aber seine Mutter gab ihn mit einem Jahr zu Johann Nepomuk Schicklgruber. Dieser hat dann in wahrscheinlich in einem Verwaltungsakt den Namen des kleinen Alois in Hitler ändern lassen – mit fadenscheinigen Zeugen.

Man muss anerkennen, dass sich Alois Hitler hochgearbeitet hat (was immer das auch bedeuten mag). Er hat erst eine Schuhmacherlehre gemacht, ist dann als in die österreichische Zollverwaltung eingetreten und hat dort nicht unerheblich Karriere gemacht, wodurch die Familie in einigem Wohlstand leben konnte. Damit verbunden waren relativ häufige Umzüge, einmal durch unterschiedliche Einsatzorte, zum anderen auch dadurch, dass sich das steigende Einkommen auch in einem höheren Lebensstandard widerspiegelte. Von der dumpfen Kellerwohnung, die Hitler erwähnt, kann also keine Rede sein. Andere Dinge des eingangs erwähnten Zitats scheinen dann eher zuzutreffen.

---

[4] Die Idee der Gerechrtigkeit spielte bei Hitler durchaus keine kleine Rolle, wenngleich in einer ziemlich problematischen Form.

War er Alkoholiker, wie verschiedentlich angedeutet? Hat er im Rausch seine Familie misshandelt? Musste Adolf, wie Frank sagt, seinen Vater aus rauchigen Kneipen abholen?

Es ist nicht klar. Fest steht, dass er gern mit Kumpels in der Kneipe Bier getrunken hat. Aber er hatte manchmal doch Mühe, als Zugereister akzeptiert zu werden. Das macht aber noch keine Alkoholkrankheit aus. Dagegen spricht auch, dass es keinerlei sozialen Abstieg gegeben hat - im Gegenteil, was aber nur wahrscheinlich gegen Alkoholismus spricht. Man muss dabei bedenken, dass Adolf Hitler nahezu alkoholabstinent lebte, was an entsprechende Erfahrungen gebunden sein könnte. Aber andererseits hat er vieles übertrieben.

Der Vater ist unumstrittenes Oberhaupt der Familie. Er hat sich aus eigener Kraft hochgearbeitet, er bringt das Geld ins Haus und er sorgt dafür, dass es der Familie gut geht. Das begründet das Recht zu bestimmen. "Hart aber gerecht" ist eine andere Formulierung, die man über ihn liest.
Wahrscheinlich wurde Adolf Hitler als Kind aber häufig verprügelt. Einmal wollte er mit anderen abhauen. Der Vater erfuhr davon, worauf er ihn so verprügelte, dass er selbst dachte, er hätte ihn totgeschlagen - bewusstlos muss er also gewesen sein.

Man muss aber gerechterweise sagen, dass auch diese Frage, ob Hitler geschlagen wurde, nicht wirklich geklärt ist, sondern dass es letztendlich seine Schwester ist, die das behauptet. Erich FROMM und andere gehen davon aus, dass dem nicht so war, dass es zwar Strenge gab, aber keine Schläge und keine Misshandlung. Wieder diese merkwürdigen Unklarheiten!

Aber auch ohne Prügel kann es eine pathogene Atmosphäre geben. Wir wissen es nicht sicher.

Eine weitere Problematik ist die Verwandtenehe. Alois heiratet Klara Pölzl, wozu es einen päbstlichen Dispens brauchte, denn sie war eine Enkelin von Johann Nepomuk Hüttler. Zuvor war sie Bedienstete im Haus, sie wurde aber auf Wunsch der Ehefrau von

Johann Nepomuk entfernt (man kann sich leicht vorstellen, warum). Nach dem Tod der Ehefrau heiratete er dann die schwangere Klara. Es war seine dritte Ehe. Sie sagte weiterhin "Onkel" zu ihm. Sechs Kinder hatten die beiden, die ersten vier verstarben bald (wahrscheinlich an Diphtherie). Adolf war das fünfte Kind und Paula das sechste.

Alois hatte noch zwei Kinder aus der vorigen (zweiten) Ehe: Alois Hitler junior und Angela Hitler.

Alois junior ging nach England, wo Patrick Hitler zur Welt kam. Es heißt, dieser soll versucht haben, Adolf Hitler mit der Preisgabe von Familiengeheimnissen zu erpressen. Möglicherweise ging es dabei um die Frage der jüdischen Abstammung.

Angela Hitler hatte drei Kinder. Eins davon ist Geli Raubal. Hitler mochte sie, möglicherweise war er verliebt (wenn ja, dann war das wahrscheinlich das einzige Mal in seinem Leben). Da haben wir wieder das Thema der Verwandtenehe.
Verwandtenehe kann man auf zwei Weisen begreifen: als Garant für die "Reinheit des Blutes" und als "Blutschande". Man denke an die späteren Ideen Hitlers von der Züchtung einer überlegenen "Rasse" bzw. daran, die fremden Einflüsse auszumerzen. Das erforderte jedoch Planung unter Ausschluss von Inzest. Es sollten einfach die besten Exemplare der "Rasse" zusammengebracht werden. Vielleicht war Hitler in der Beziehung zu Geli Raubal zwischen diesen beiden gegensätzlichen Anschauungen gefangen.

Geli Raubal tötete sich allerdings selbst (?) – mit Hitlers Revolver. Vorher schrieb sie noch

Wirklich, ich verstehe mich nicht mehr mit Onkel Alf.

Aber ich möchte noch einmal zu der frühen Zeit zurückkehren. Die Hypothese von der Geisteskrankheit Hitlers erhält neue Nahrung dadurch, dass es in der Plötzl-Linie (und damit auch in der Hüttler-Linie) eine Aloisia gab, die in einer psychiatrischen Anstalt untergebracht war. Möglicherweise hat auch Hitlers Vater einmal eine solche Anstalt von innen gesehen. Kann man von dort womöglich eine Verbindung ziehen zu der Tötung von Geisteskranken (der auch jene Aloisia zum Opfer fiel)? Das wäre ein großer Makel für Adolf.

Ist es womöglich so, dass Hitler alles, was in der Verwandtschaft hinter ihm lag (insbesondere die männliche Linie) ausmerzen wollte? Reine Spekulation, ich weiß.

Ich möchte noch einmal zu Hitlers Primärfamilie zurückkommen. Vor ihm gab es drei Geschwister, die alle bald verstarben. Man stelle sich vor, welches Trauma das für die Mutter gewesen sein muss und von welchen Erwartungen ihre vierte Schwangerschaft begleitet gewesen sein dürfte.

Ich kann mir zwei mögliche Reaktionen vorstellen: Einerseits die, dass das vierte Kind umso mehr umsorgt wird und andererseits, dass sie sich die Liebe zu diesem Kind versagt hat, um nicht wieder so verletzt zu werden. Es stellt sich die Frage, ob diese beiden Möglichkeiten auch zusammen auftreten können. Das würde dann für das Kind von vornherein eine Doppelbotschaft beinhalten. Hierauf werde ich zurückkommen.

Ein bezeichnender Satz Hitlers ist

Den Vater respektierte ich, aber die Mutter liebte ich.

Man könnte spekulieren, ob nicht "Respekt" auch für "Furcht" stehen kann, was aber etwas ist, das Hitler in seiner Autobiografie namens "Mein Kampf" nun wirklich nicht zugeben kann, denn es liefe der Selbst-Glorifizierung entgegen. Und auch Hass ist möglich. Was fängt man an mit Angst und Hass, die man nicht äußern kann? Man braucht eine Abwehr. Und diese kann bei einer so unreifen Person wie Hitler durchaus in der Projektion bestehen.

Festzustehen scheint aber, dass es hinsichtlich der Berufswahl Streit mit dem Vater gab, der die Beamtenlaufbahn vorgesehen hatte, während Hitler Maler werden wollte.

Ich möchte an dieser Stelle eine Repertorisation vorstellen, die sich nur mit "*Beschwerden durch...*" – Rubriken befasst und teilweise spekulativ ist.

1	Gemüt - Beschwerden durch - Bevormundung	39
2	Gemüt - Beschwerden durch - Enttäuschung	53
3	Gemüt - Beschwerden durch - Kränkung, Demütigung	80
4	Gemüt - Beschwerden durch - Mißbrauch, Mißhandlung; nach	56
5	Gemüt - Beschwerden durch - Streit, Streitigkeiten - Vater; mit dem	4
6	Gemüt - Beschwerden durch - Tod von geliebten Personen	40
7	Gemüt - Beschwerden durch - Verachtung; verachtet zu werden	32

	nat-m.	staph.	lyc.	carc.	ign.	acon.	aur-m-n.	nux-v.	podo.	tritic-vg.
	7/15	6/17	6/10	6/7	5/15	5/10	5/10	5/9	5/8	5/8
1	1	2	2	1	2	-	2	-	3	1
2	3	4	2	1	4	1	2	2	2	2
3	3	4	3	2	3	2	2	2	1	2
4	3	2	1	1	3	3	-	1	-	-
5	1	-	-	-	-	-	-	-	-	-
6	1	3	1	1	3	3	2	1	1	1
7	3	2	1	1	-	1	2	3	1	2

Die Rubrik "*Beschwerden durch - Tod von geliebten Personen*" nimmt den Tod der Mutter voraus, gehört also eigentlich noch nicht in diese Lebensphase. Es würde aber nicht viel ändern, sie wegzulassen.

Bei einer solchen Konstellation wie bei Hitler ist es nicht verwunderlich, dass Natrium muriaticum und Staphysagria an der Spitze stehen. Auch Carcinosinum an vierter Stelle erscheint denkbar.

Die beiden Mittel, die in der ersten Repertorisation (einen späteren Lebensabschnitt betreffend) erscheinen rechnerisch an achter (Nux vomica) und dreizehnter (Veratrum) Stelle.

Es ist nun zu fragen, was daraus wird, wie sich diese Voraussetzungen ausgestalten, wohin sie auf welchem Wege führen können. Und da gibt es einige psychologisch orientierte Meinungen:

1) Die klassisch-psychoanalytische Hypothese

Dieser sind zum Beispiel amerikanische Autoren gefolgt, die kurz vor und nach dem Krieg versucht haben, ein Psychogramm Hitlers aufzustellen. Die bekannteste Arbeit ist wahrscheinlich die von LANGER aus 1943, in der er eine psychoanalytische Deutung vornahm und erstaunlich gut das weitere Verhalten Hitlers vorhersagte.

Dabei geht es natürlich um den Ödipus-Konflikt. Ich bin kein Psychoanalytiker, aber so etwas wie einen Ödipus Konflikt scheint es tatsächlich zu geben (auch wenn der Begriff von FREUD womöglich nicht ganz gut gewählt ist).

Was brauchen wir für einen Ödipus-Konflikt? Wir brauchen ein männliches Kind (bei weiblichen Kindern heißt das dann Elektra-Konflikt, was aber nicht vollkommen symmetrisch ist).

Und wir brauchen eine Mama und einen Papa.

Damit der Ödipus-Konflikt für das Kind günstig läuft, braucht es noch mehr: Mama und Papa müssen irgendwie in ihrer Mitte sein, bzw. ist es für das Kind ein schmaler Pfad, durch diesen Konflikt hindurchzukommen. Ich zitiere STIERLIN:

26

Er bedarf eines gütigen Vaters, mit dem er sich in Bewun-
derung und Vertrauen zu identifizieren vermag. Zugleich
braucht er einen Vater, der stark und gegenwärtig genug
ist, um als Rivale wahrgenommen und (in bestimmten
Grenzen) bekämpft werden zu können.
Er bedarf einer Mutter, die ihm intime Wärme und Schutz
gibt und dabei seine zärtlichen und erotischen Gefühle
stimuliert (aber nicht überstimuliert), wodurch er ein Bild
von ihr verinnerlicht, das ihn später auf geeignete weibli-
che Partner hinlenkt. Aber zugleich braucht er eine Mut-
ter, die sich allmählich von ihm ablöst und ihn freisetzt.

Wenn man das bei Hitler ansieht, dann hat es sich im Sinne des
Ödipus-Konfliktes in der Tat um eine neurotisierende Beziehungs-
konstellation gehandelt.
Der Vater war nicht nur stark, sondern brutal und übergriffig. Das
Kind kann ihn nicht als Rivalen empfinden, weil es ihm von vornherein hoffnungslos unterlegen ist – überhaupt keine Chance gegen ihn hat.
Die Mutter hingegen hat es – da sind sich die Deuter weitgehend
einig – nicht geschafft, dem Kind die Freiheit zu geben, indem sie
sich ein Stück weit von ihm ablöst.

Das ist dann schon eine merkwürdige Konstellation. Die Mutter
gibt ihm Wärme und lässt ihn nicht frei, aber sie kann ihm keinen
Schutz bieten gegen den brutalen Vater.
Daraus kann keine für das Kind günstige Lösung des Ödipuskon-
fliktes entstehen.
Mir steht eine Szene vor den Augen, die man durchaus im Sinne
des Ödipus-Konfliktes deuten kann – wenn auch in einer perversen
Lösung:

Hitler hat sich ja als Schulkind sehr mit Karl Mays Helden identifiziert (übrigens sein ganzes Leben lang). Indianerspiele waren seine
liebsten Beschäftigungen – wenn er dabei der Anführer sein durfte.
Dieser Phantasie stand das Verprügeltwerden durch den Vater
gegenüber. Die Phantasie musste in irgendeiner Weise mit der

Wirklichkeit in Übereinstimmung gebracht werden: „Ein Indianer fühlt keinen Schmerz".

So hören wir den kleinen Hitler, als er wieder einmal verprügelt wird, die Schläge laut mitzählen - 32 waren es, und wir sehen die Mutter an der Tür stehen und nichts tun. In gewisser Weise handelt es sich an dieser Stelle tatsächlich um ein Bündnis mit dem Vater – dem Aggressor – und um ein Bündnis gegen die Mutter. Dadurch, dass er vom Vater geschlagen wird, kann er sich von der Mutter lösen und nach den Prügeln stolz an ihr vorbeigehen. Das kann man als ödipal deuten, aber es ist eine Zerrform.

Obwohl es durchaus auch etwas Gesundes hat – soweit Gesundheit an dieser Stelle möglich ist: sich behaupten gegenüber der Übergriffigkeit des Vaters und der Mutter. Man könnte darin auch eine Art perverser Selbst-Initiation sehen. Ich denke dabei an solche Initiationsprozeduren, wie sie z.B. von BLOY beschrieben wurden: Schmerzen aushalten bedeutet, die Trennung von der Mutter zu vollziehen.

Man halte etwa dagegen, wie jüdische Jungen (und mittlerweile auch Mädchen) initiiert werden: durch Vorlesen eines Abschnitts aus dem Buch!

Initiation hat natürlich etwas mit Ödipus zu tun. Bis hin zur Kastrationsdrohung. Der jüdische Ausgang ist der glückliche: Das Kind ist geworden wie der Vater.

Aber auch das Kind, das die Schläge zählt und dann verachtend an der Mutter vorbeigeht, ist geworden wie der Vater. Nur ist es kein glücklicher Ausgang.

Die sexuelle Tönung der ödipalen Phase findet noch weiteren Ausdruck. Dass Hitler nur einen Hoden hatte, könnte die Unterlegenheit gegenüber dem Vater noch verstärkt haben. Ob es sich um Kryptorchismus oder Anorchismus gehandelt hat, ist unklar. Und natürlich ist auch das umstritten. Wir wissen es aus der Obduktion der verbrannten Leiche.

Jedenfalls kann das eine gefühlte männliche Minderwertigkeit bedingen, die das Bündnis mit dem Vater zusätzlich erschwert.

Spekulationen, dass Hitler die Urszene in einer brutalen Form zwischen seinen Eltern erlebt hat (und selbstverständlich "a tergo", wie beim "Wolfsmann"), dürfen natürlich bei anständigen Psycho-analytikern nicht fehlen.

An dieser Stelle wäre auch die spätere Sexualität von Hitler von Interesse, weil sich diese nach psychoanalytischer Meinung vor allem in der ödipalen Phase formt.

Leider wissen wir darüber sehr wenig, so wie wir über Hitler insge-samt sehr wenig (und gleichzeitig sehr viel) wissen.

Es gibt Berichte von sexuellen Abweichungen im Sinne von Sado-masochismus. Es gibt auch Berichte, dass er nur zum Orgasmus kommen konnte, wenn auf ihn uriniert oder defäziert wurde, aber diese Berichte sind nicht nur schwach bestätigt.

Man muss aber konstatieren, dass es etliche Suizide und Suizidver-suche von Frauen gab, die zumindest zeitweise in seiner Nähe weil-ten. Von sieben ist die Rede. Ganz im Zentrum steht dabei seine Verwandte Geli Raubal, möglicherweise die einzige Frau, in die Hitler jemals verliebt war – wenn überhaupt. Sie kam durch Suizid ums Leben, es wird aber auch von Mord gemunkelt (wofür dann tatsächlich Hitler selbst in Frage käme, denn immerhin war es sein Revolver – was aber dann doch eher ins Reich der Spekulation gehört).

Daneben gibt es auch Arbeiten über seine angebliche Homosexua-lität oder auch über seine Asexualität, die aber über den Rang von Gerüchten nicht hinauskommen und zudem auch noch im Nach-hinein instrumentalisiert wurden. (etwa „das pinke Hakenkreuz").

Aber: Nichts Genaues weiß man nicht. FREUD, der meinte, man müsse, um einen Menschen verstehen zu können, seine Sexualkon-stitution kennen, hätte demnach bei Hitler schlechte Karten

Man kann natürlich noch weitere Verhaltensweisen einbeziehen, die mit dem Vater zu tun haben – mit der Identifikation mit dem Vater bzw. mit der Abwehr dieser Identifikation.

Der Vater war Fleischesser, Pfeifenraucher und hat gern getrun-ken. Hitler war fast Vegetarier, Nichtraucher (mit Abscheu) und fast Antialkoholiker. Es wäre interessant zu untersuchen, wie sich die Ausnahmen begründen: Er aß z.B. sehr gern Leberknödel und trank von Zeit zu Zeit – aber sehr selten – einen Schnaps.

Im psychoanalytischen Begriff des Ödipus-Konfliktes ist natürlich auch die Kastrationsdrohung enthalten, gegen die sich Hitler – wenn wir denn probeweise diese Erklärung weiterverfolgen wollen – wehren musste. Von entsprechenden Autoren wurde z.B. erwähnt, dass sich in bestimmten Rednerposen sein ganzer Körper förmlich in einen erigierten Penis verwandelt habe und dass sein Blick aggressiv und kastrierend war.

Das sind Assoziationen, die natürlich keine Beweiskraft haben und es sind auch nicht meine. Aber sie sollen dennoch erwähnt werden.

Bleiben wir noch einen Moment bei Ödipus. Welche Mittel sind dafür zu erwähnen?

Es gibt tatsächlich eine Rubrik namens „Ödipuskomplex". Die meisten Mittel darin sind Einträge von MASTER. Lachesis stammt von GRANDGEORGE, Plutonium von Jeremy SHERR.

> *calc. calc-m. lac-ac. lac-c. lac-h. lach. mag-lac. mag-m. nat-lac. nat-m. plut-n.*

Ich bin mir nicht sicher, ob diese Liste ganz richtig ist und auch nicht, ob sie ausreicht. Es dominieren Milchmittel. Daneben Calcium, Magnesium und Natrium.

Mir scheint, dass mit dieser Mittelliste eher die Seite der ausbleibenden Lösung aus der mütterlichen Umarmung gemeint ist. Das ist aber nur eine Seite des Ödipus-Konfliktes. Der Kampf mit dem Vater (bzw. seinem Stellvertreter) und das schließliche (oder das ausbleibende) Bündnis mit ihm sind die andere Seite

Womit ich gar nicht so sehr viel anfangen kann, ist Lachesis in diesem Rahmen. Es sei denn, wir würden vom Fehlen des Vaters reden, das selbstverständlich die ödipale Phase erschwert und das bei Lachesis häufig ist – allerdings geht es dabei eher um die weibliche Variante.

Aber es fehlen natürlich auch Mittel, bei denen die Konfrontation mit dem Vater im Vordergrund steht. Ganz ins Zentrum würde ich dabei Nux-vomica stellen. Nux vomica ist extrem geprägt von der Auseinandersetzung mit dem Vater. Ich denke bei Nux vomica immer an Alexander, der seinem Vater Kontinente zu Füßen legen muss, damit er als Sohn anerkannt wird. Natürlich hat sich dieser Eroberungsdrang nachher verselbständigt und es ging nicht mehr um den wirklichen Vater, sondern um das Vater-Introjekt. Und tatsächlich kann aus so etwas auch Grandioses resultieren. Das wollte ja auch Hitler.

Nux vomica will es dem Vater beweisen, dass man doch etwas taugt, obwohl der Vater daran nicht glaubt. Ein schöner Beweis wäre in der Tat, wenn man den Berufswunsch des Vaters, Beamter zu werden, übertrifft, indem man nicht etwa nur Künstler, sondern Führer wird.

Auch Lycopodium hat die Auseinandersetzung mit dem Vater, aber ich denke, dass diese nicht so sehr ödipal geprägt ist: Während Nux vomica die Herausforderung annimmt, indem die väterliche Geringschätzung widerlegt wird, versucht Lycopodium, den Forderungen zu entsprechen – manchmal lebenslang. Das ist etwas vollkommen anderes und kann nicht zur Befreiung führen.

Man kann sicher einen Teil der Aggressivität Hitlers mit dem ödipalen Muster erklären. Man kann auch sicher einen Teil seiner Probleme mit Frauen so erklären. Aber mir erscheint diese Erklärung doch "unterm Strich" recht schwach. Sie erklärt mir einfach zu wenig. Sie kann wohl Aggression erklären, aber nicht diese enorme Destruktivität. Sie kann auch nicht erklären, wieso sich Hitler als auserwählt fühlte. Auch der Judenhass kann so nicht erklärt werden, jedenfalls nicht vollständig.

Man braucht noch weitere Erklärungen. Es fehlt noch etwas (und es wird bis zum Schluss etwas fehlen). Ich werde auf das ödipale Erklärungsmuster zurückkommen. Aber zunächst noch eine weitere Deutung:

2) Alice MILLER

bezieht sich in ihrer Interpretation vor allem auf die Gewalt, die Adolf Hitler erleiden musste.

Dabei müssen wir auch einige Dinge aus Hitlers Geschichte erwähnen, die bisher noch nicht Thema waren. Alice MILLER geht bei ihrer Darstellung von ihrem Begriff der „schwarzen Pädagogik" aus

und verwendet Hitler als Beispiel hierfür. Das Buch heißt „Im Anfang war Erziehung" und es ist ein Klassiker.
Sie beginnt mit einem Hitlerzitat, das ich hier, anders als MILLER, vollständig bringe:

> *... Meine Pädagogik ist hart. Das Schwache muß weggehämmert werden. In meinen Ordensburgen wird eine Jugend heranwachsen, vor der sich die Welt erschrecken wird. Eine gewalttätige, herrische, unerschrockene, grausame Jugend will ich. Jugend muß das alles sein. Schmerzen muß sie ertragen. Es darf nichts Schwaches und Zärtliches an ihr sein. Das freie, herrliche Raubtier muß erst wieder aus ihren Augen blitzen. Stark und schön will ich meine Jugend. Ich werde sie in allen Leibesübungen ausbilden lassen. Ich will eine athletische Jugend. Das ist das Erste und Wichtigste. So merze ich die Tausende von Jahren der menschlichen Domestikation aus. So habe ich das reine, edle Material der Natur vor mir. So kann ich das Neue schaffen.*
> *Ich will keine intellektuelle Erziehung. Mit Wissen verderbe ich mir die Jugend. Am liebsten ließe ich sie nur das lernen, was sie ihrem Spieltriebe folgend sich freiwillig aneignen. Aber Beherrschung müssen sie lernen. Sie sollen mir in den schwierigsten Proben die Todesfurcht besiegen lernen. Dies ist die Stufe der heroischen Jugend. Aus ihr wächst die Stufe des Freien, des Menschen, der Maß und Mitte der Welt ist, des schaffenden Menschen, des Gottmenschen. In meinen Ordensburgen wird der schöne, sich selbst gebietende Gottmensch als kultisches Bild stehen und die Jugend auf die kommende Stufe der männlichen Reife vorbereiten...*
> (ursprünglich aus RAUSCHNIG)

Die schwarze Pädagogik will Teile des kindlichen Selbstes unterdrücken und möglichst vernichten. Das kann sie natürlich nicht wirklich schaffen, was dazu führen kann, dass diese Teile des Selbstes abgespalten werden, was heißt, ihre Existenz wird nicht mehr bemerkt. Sekundär können diese Teile dann verteufelt und projiziert werden.

Abspaltung und Projektion ist in der Tat Alice MILLERs Erklärungsmodell für die Ergebnisse der schwarzen Pädagogik - und die schwarze Pädagogik entwickelte sich bei ihr schließlich zur antipädagogischen Haltung überhaupt.

Folgerichtigerweise spielt bei ihr Hitlers Vater die verderbliche Rolle, weil er es war, der das Kind geschlagen und misshandelt hat und so die schwarze Pädagogik praktizierte. Die Tatsache als solche ist für MILLER relativ gut belegt, auch wenn sie anfangs von den Biografen eher negiert wurde – auch von FEST.

Dass aus dieser Tatsache Angst und Hass entstanden, ist ziemlich klar – bis auf die bereits erwähnte merkwürdige Identifikation mit dem Aggressor, die ich bereits anhand einer Szene beschrieben habe. Der Hass auf den Vater wird allerdings ebenfalls nicht von allen Autoren so gesehen. FEST erwähnt, dass diese Aggression erst 1938 entstanden seien, als er über seine mögliche jüdische Herkunft erfuhr. Erstens könnte das möglicherweise ein älteres Gefühl verstärkt haben und zweitens ist nicht auszuschließen, sondern sogar wahrscheinlich, dass Hitler bereits als Kind etwas von jenem Gerücht gehört haben könnte.

Eine deutliche Äußerung eines solchen Hasses – nicht nur auf den Vater, sondern insgesamt auf seine Abstammung – ist, dass er 1938, kurz nach dem Anschluss Österreichs, Döllersheim und die Umgebung in einen Truppenübungsplatz verwandeln ließ. Das betraf die Geburtsstätte seines Vaters und auch die Grabstelle der Großmutter. Radikaler kann man die Distanzierung von seinen Vorfahren nicht mehr betreiben. Er selbst schreibt natürlich von einem solchen Hass gegen den Vater nichts, aber immerhin doch von Differenzen mit ihm.

Es sind aber nicht nur die Schläge, es sind auch verbale Aggressionen: Als "Togajüngling" wurde er etwa bei einer Gelegenheit vom Veter bezeichnet Das ist eine Aussage, auf die man gar nichts mehr sagen kann. Man ist vernichtet.

Und wenn er kommen sollte, pfiff der Vater nach ihm.

Das heißt, um einmal zusammenzufassen und noch ein paar neue Informationen einzustreuen:

1) Durch das Schlagen wird er als derjenige, der er ist, verachtet. Er soll anders sein – ein anderer sein.

2) Hypothetisch können wir annehmen, dass es Zweifel an seiner Herkunft gegeben haben kann. Auf irgendeine Weise wird ihm dieser dunkle Fleck übermittelt worden sein. Aber natürlich war das tabuisiert. Das berühmte und berüchtigte Familiengeheimnis, über das niemand spricht, über das man manchmal flüstert, und über das man Bruchstücke erfährt, während alle anderen es zu wissen scheinen.

3) Auch die häufigen Umzüge der Familie können dazu beigetragen haben, dass sich kein stabiles Selbst – keine stabile Identität – herausbilden konnte.

4) Stattdessen gab es eine Flucht in die Phantasie, etwa mit Hilfe von Abenteuerromanen und entsprechenden Spielen. Das ist nichts Besonderes. Das kennen viele von uns. Besonders ist für mich, dass das bei Hitler nicht nur eine Übergangsphase war.
Ich frage mich manchmal, wie wirklich er das empfunden haben mag, was er später tat. Das ging so weit, dass er Karl May seinen hohen SS-Offizieren als Lektüre empfahl. Man könnte an dieser Stelle natürlich noch weiter über das merkwürdige Verhältnis von Winnetou und Old Shatterhand ausschweifen... Und über Karl May und überhaupt... Die Männerbünde, die Initiationen, die Ehre und die Freundschaft... Aber mit diesen Andeutungen sei es genug.

5) Die Wirklichkeit hingegen ist mit Angst und Hass besetzt. Wann dieser Hass sich schließlich auf die Juden projiziert hat, kann nicht eindeutig gesagt werden. Als Kind war er sicher noch ziemlich undifferenziert – einfach auf die wirkliche Welt gerichtet.

6) Alice MILLER meint, dass die Kindheitsproblematik deutlich zu tun hat mit dem, was später war. Beispiele:

a) Die Forderung nach der Legitimation der Herkunft bis in die dritte Generation – das, was er selbst nicht sicher konnte.

b) Unauswechlichkeit: Hitler hatte keine Chance gegen seinen Vater. Die Juden sollten keine Chance bekommen. Die Misshandlung war unausweichlich.

c) Alice MILLER interpretiert eine nächtliche Szene, in der er um Hilfe schrie und zitternd vor Furcht auf der Bettkante saß „ER ist dagewesen." sagte er. Dann habe er Zahlen vor sich her gesprochen. Das sieht MILLER als Halluzination des Vaters und halluzinative Wiederholung der Szene, als er die Schläge zählte. Das ist natürlich nur eine Phantasie, aber passen würde sie.

Ich meine, dass das alles ziemlich angreifbar ist. Aber dennoch kann etwas daran sein.
Alice MILLER meint das an manchen Stellen gar nicht so spezifisch, wie es ihrem Leser zunächst erscheint.
Es ist nachvollziehbar, dass jemand, der einen unerlaubten Hass mit sich herumträgt (der Hass auf den Vater ist selbstverständlich unerlaubt) dazu tendiert, diesen Hass in einen erlaubten Hass zu verwandeln. Die Juden boten sich dafür seit langer Zeit an.

Jedenfalls werden wir noch sehen, dass Projektionen, Identifikationen, Ungeschehenmachen, Verkehrung ins Gegenteil und Abspaltungen bei Hitler an der Tagesordnung waren, insgesamt also eine ziemlich primitive Abwehrorganisation, die fast schon etwas Magisches hat.

Und – was für mich ganz wichtig ist – Hitler hat schon früh angefangen, die erlittene Demütigung durch eigene Größenvorstellungen zu kompensieren Er stellt sich schon mit drei Jahren auf einen Hügel und hält Reden.
Das wird er natürlich noch viel weiter treiben und wir werden uns noch einmal damit befassen müssen. In dem vorigen Zitat geht es ja aus Hitlers Sicht eben gerade um die Befreiung aus der Domestifizierung des Menschen, also aus der Unterdrückung.

Homöopathisch kann man zu den *„Beschwerden durch..."*-Rubriken bis zu dieser Stelle noch die eine oder andere hinzufügen.

Ich beschränke mich hier und stelle folgende Repertorisation zur Diskussion:

1	Gemüt - Beschwerden durch - Ablehnung, Zurückweisung	13
2	Gemüt - Beschwerden durch - Bevormundung	39
3	Gemüt - Beschwerden durch - Enttäuschung	53
4	Gemüt - Beschwerden durch - Kränkung, Demütigung	80
5	Gemüt - Beschwerden durch - Streit, Streitigkeiten - Vater; mit dem	4
6	Gemüt - Beschwerden durch - Tod von geliebten Personen	40
7	Gemüt - Beschwerden durch - Verachtung; verachtet zu werden	32
8	Gemüt - Ichbezogenheit, Selbstüberhebung	55
9	Gemüt - Phantasien - übertrieben, hochfliegend	138

	lyc.	staph.	nat-m.	aur-m-n.	verat.	aur.	nux-v.	tritic-vg.	plat.	sulph.
	8/16	7/17	7/14	7/12	7/8	6/11	6/11	6/11	6/10	6/10
1	3	-	2	-	-	2	-	3	-	2
2	2	2	1	2	-	-	-	1	-	-
3	2	4	3	2	1	3	2	2	1	-
4	3	4	3	2	1	2	2	2	1	2
5	-	-	1	-	1	-	-	-	-	-
6	1	3	1	2	1	-	1	1	1	1
7	1	2	3	2	1	2	3	2	2	1
8	2	1	-	1	2	1	2	-	3	2
9	2	1	-	1	1	1	1	-	2	2

3) Erich FROMM

Ein bedeutender Unterschied zu anderen Interpretationen ist, dass FROMM in Hitlers Eltern stabile, wohlmeinende und nicht destruktive Leute sah.

Zwar folgt er der Meinung anderer Autoren, dass die Mutter aufgrund ihrer hingebungsvollen Liebe etwas zu nachsichtig war. Aber er meint, das habe sich in der Schulzeit Hitlers geändert – als Edmund geboren war. Nach FROMM weist alles darauf hin, dass auch dieses Ereignis und der damit verbundene Teilentzug der mütterlichen Aufmerksamkeit kein Trauma für Hitler war. Also handelt es sich bei FROMM insgesamt einen ganz anderen Ausgangspunkt.

Aber er meint, bei Hitler eine quasi-autistische Kindheit zu sehen und eine bösartige Inzestuosität. Zwei Erklärungen gebe es hierfür:
1) Er ist einfach konstitutionell so.
2) Die große Bindung der Mutter an den Sohn wurde von diesem als starke Einmischung empfunden, worauf er mit noch stärkerem Rückzug reagiert. Die Empfindung des Einmischens müsste dann aber wieder konstitutionell erklärt werden.

FROMM meint weiter, dass es zwar eine große Bindung von der Mutter her gab, dass Hitler zwar auf die Mutter fixiert war, aber mit einer kalten und narzisstischen Nähe.

Für FROMM steht auch weiterhin der Narzissmus im Zentrum. Hitler ist es nie gelungen, diesen - anfänglich normalen - Narzissmus abzulegen oder zumindest zu relativieren. Ich denke auch, dass Hitler zeitlebens in einer narzisstischen Illusion gefangen war und das es für ihn so etwas wie Realität und Konsequenzen aus der Konfrontation mit dieser Realität einfach gar nicht gab. Wenn die Realität ihn mit Gewalt aus diesen narzisstischen Träumen aufweckte, konnte er nur mit einem reagieren: Mit Hass. Mit Hass gegen das wirkliche Leben. Und – wie wir sehen werden – mit weiterer Übersteigerung des Narzissmus. Ich werde dafür noch Beispiele geben.

Und dieser Hass ist zusammen mit der bösartigen inzestuösen Bindung (die natürlich von anderen Autoren angezweifelt wird) für FROMM die Wurzel des nekrophilen Charakters. Aus diesem erklärt

sich dann seine spätere Entgleisung, die man durchaus mit Nekrophilie in Verbindung bringen kann.

Ich finde es äußerst erstaunlich, dass es so unterschiedliche Meinungen zu der Frage gibt, wie Hitler zu seiner Mutter stand. Da ist
von ziemlicher Gleichgültigkeit die Rede aber auch von extremer
Nähe oder auch von „völlig normal".

Eine weitere Ambivalenz der Mutter gegenüber möchte ich noch
erwähnen: Einerseits besteht er darauf, dass sie Jodoform-
Injektionen in die Brust bekommt, zur Bekämpfung des Krebses,
andererseits lässt er sie ziemlich allein – bis dahin, dass unterschiedliche Meinungen darüber bestehen, ob er sie nun kurz vor
ihrem Tod noch einmal besucht hat oder nicht. Allerdings wird
auch berichtet, dass ihr Tod ihm sehr nahe gegangen sei – was
immer das auch heißt. Das kann sowohl normale Trauer bedeuten
als auch eine schwere narzisstische Kränkung im Sinne von "Wie
konntest du mich verlassen!". Das kann sogar mit Hass und Wut
verbunden sein, durchaus auch schon vor dem Tode, denn Krebs
ist eine anstößige Krankheit (Susan SONTAG).

4) MATUSSEK: Schizophrenie

Die Schizophrenie-Hypothese ist wenig vertreten, obwohl durchaus ernstzunehmende Argumente für sie sprechen.

"Gemüt - Schizophrenie"

Eine Denkstörung kann man bei Hitler durchaus nachweisen,
wenn er Dinge zueinander in Bezug setzt oder sie gleichsetzt, die
nur wenig miteinander zu tun haben. Beispiel: Marxismus und
Judentum. Ok. Marx war Jude, aber das ist dann auch alles, was
mir dazu einfällt. Daneben gibt es bei Hitler Verwechslungen von
Ursache und Wirkung. Überwertige Ideen sind selbstverständlich
nachzuweisen.
Das Wahnhafte von all dem liegt auf der Hand.
Und womöglich hat Hitler auch echte Halluzinationen gehabt.

Weder die Denkstörung, noch der Wahn noch Halluzinationen sind aber beweisend für die Schizophrenie. Weder hinreichend noch notwendig.

Und es erhebt sich die Frage, wie ein Schizophrener über Jahre der Führer sein konnte, ohne irgendwann zu einem jammernden Häufchen Elend zusammenzubrechen. Die Autoren geben auf letzteres die Antwort, dass ihm eben seine Zuhörer die Stabilisierung gegeben haben – eigentlich bis zum Schluss, als er dann auch tatsächlich zusammengebrochen ist.

Dazu haben die Autoren eine eigene und erweiterte Auffassung von Schizophrenie. Für sie gibt es ein öffentliches und ein privates Selbst. Der psychotisch Depressive zieht sich auf sein privates Selbst zurück, während für den Schizophrenen das öffentliche Selbst im Vordergrund steht. Ganz scheint mir das nicht zu stimmen, wenn man etwa an die Katatonie denkt, wo von einem öffentlichen Selbst kaum noch etwas zu spüren ist.

Aber ok. Bei Hitler ist das öffentliche Selbst derart in den Vordergrund geraten, dass das private Selbst verschwindet, auch für Hitler selbst nicht mehr spürbar ist. Und im öffentlichen Selbst kann er dann die Bestätigung der Massen bekommen. Das ist aber nur anfangs so. Gegen Ende des Krieges hat er im Führerbunker keine Bestätigung der Massen mehr bekommen. Das öffentliche Selbst bricht zusammen und ihm bleibt nichts mehr.

Diese Schizophrenie-Hypothese kann man natürlich repertorisieren.

1	Gemüt - Geisteskrankheit, Wahnsinn - Größenwahn	16
2	Gemüt - Ichbezogenheit, Selbstüberhebung	55
3	Gemüt - Schizophrenie	36
4	Gemüt - Wahnideen - Bilder, Phantome; sieht	112
5	Gemüt - Wahnideen - verfolgt zu werden (wegen der Haltung, Einstellung etc.) - er würde verfolgt	66
6	Gemüt - Wahnideen - Visionen, hat	130

	stram.	verat.	anac.	lach.	hyos.	nux-v.	sulph.	lyc.	phos.	bell.
	6/9	6/8	6/7	5/11	5/9	5/8	5/8	5/7	5/7	4/9
1	2	2	1	2	2	-	1	1	2	-
2	1	2	1	2	-	2	2	2	1	-
3	1	1	2	-	1	2	-	-	1	2
4	2	1	1	3	2	1	1	2	2	3
5	1	1	1	2	2	1	2	1	-	1
6	2	1	1	2	2	2	2	1	1	3

Die an der Spitze stehenden Mittel passen natürlich zur Schizophrenie. Ob sie für Hitler insgesamt infrage kommen, wird sich noch herausstellen. Wie schon gesagt, bin ich kein Befürworter der Schizophrenie-Hypothese, die aber dennoch hier erwähnt werden musste.

5) Borderline

Borderline wird in zwei verschiedenen Bedeutungen gebraucht: einmal für den Grenzbereich von Psychosen zu Gesundheit bzw. anderen psychischen Störungen. Daneben gibt es aber auch eine Krankheitsentität, die mit diesem Grenzbereich nur indirekt zu tun hat.
Beide Bedeutungen scheinen zuzutreffen. Wenn man bei Hitler schon keine Psychose sehen will, so scheint doch sehr klar, dass er sich im Grenzbereich zur Psychose bewegt.
Ich möchte aber mehr von der eigentlichen Krankheitsentität sprechen. Wenden wir die KERNBERGschen diagnostischen Kriterien an:

1) Angst
Hitler litt unter verschiedenen Ängsten. Nicht zur Borderline-Störung gehören würden aber Ängste als Konversionssymptom,

also spezifische Ängste mit spezifischer Bedeutung. Die Unterscheidung kann m. E. nicht mehr getroffen werden.

2) polysymptomatische Neurosen
Da nennt KERNBERG insbesondere folgende:

a) Polyphobien, Angst vor Auftritten in der Öffentlichkeit, Angst, von anderen angeblickt oder berührt zu werden, Furcht vor Ansteckung. Hitler hat Angst, vor Ansteckung vor Krebs, berührt zu werden. KERNBERG meint, dass diese Phobien, besonders solche mit paranoiden Tendenzen auf Borderline weisen. Ich denke, dass dieses Kriterium unbedingt auf Hitler zutrifft.
Was die Angst vor Auftritten in der Öffentlichkeit und die Angst, angeblickt zu werden, anbelangt, so scheint das gerade auf Hitler so überhaupt nicht zuzutreffen. Aber es ist auch – und vielleicht gerade – Menschen mit diesen Ängsten möglich, sie zu kompensieren oder sogar zu hyperkompensieren. Möglicherweise war das bei Hitler der Fall. Seine akribische Vorbereitung, sein Einstudieren jeder Geste sprechen dafür.

b) Zwangssymptome, auch im Sinne von überwertigen Ideen, also Ich-synton.
Man kann da das Beispiel eines Patienten mit Waschzwang anführen, der diesen Waschzwang auch noch mit scheinbar rationalen Argumenten begründen kann. Es gibt ja tatsächlich Bakterien und Viren und diese lassen sich tatsächlich durch Waschen reduzieren. Waschzwang wird auch Hitler nachgesagt und auch er hatte rationale Begründungen dafür, die heutige Interpreten nachvollziehen.

c) Multiple oder bizarre Konversionssymptome
Da bin ich mir nicht sicher. Ein sehr wahrscheinliches Konversionssymptom gab es aber: die zweite Erblindung (siehe unten).

d) Dissoziative Reaktionen, hysterische Dämmerzustände und Fugue. Auch hier bin ich mir nicht sicher, vermute aber doch sehr stark, dass Dissoziation ein Thema bei Hitler war..

e) Hypochondrie
Hypochondrie ist bei Hitler ziemlich eindeutig nachweisbar.

f) Paranoide Züge zusammen mit Hypochondrie.
Auch die paranoiden Züge sind eindeutig bei Hitler.

3) polymporph-perverse Tendenzen im Sexualverhalten
Dazu werden wir noch kommen. Aber hier schon soviel: Soweit es überhaupt ein Sexualverhalten Hitlers gab (auch die Nichtexistenz eines Sexuallebens ist nach KERNBERG bei Borderline-Persönlichkeiten möglich), wich dieses erheblich vom Durchschnitt ab.
KERNBERG spricht dann auch von bizarren Perversionsformen mit primitiven Aggressionsäußerungen oder Ersetzung genitaler durch urethrale und anale Triebziele. Auch davon wird in der Hitler-Literatur gesprochen.

4) präpsychotische Persönlichkeitsstrukturen:
KERNBERG spricht von drei Richtungen, in die das gehen kann
a) paranoid
b) schizoid
c) hypomanisch, zyklothym
Für mich war Hitler in allen drei Richtungen auffällig.

5) Impulsneurosen und Suchten
Impulsdurchbrüche hat Hitler eindeutig.
An Sucht denkt man zunächst nicht. Hitler war Vegetarier (bzw. fast), hat fast keinen Alkohol getrunken und hat Rauchen total abgelehnt. Allerdings wird von mehreren Autoren davon gesprochen, dass er womöglich Pervitin[5] (ein Methamphetamin) und Barbiturate in großen Mengen gebrauchte.

6) Von der Persönlichkeits- bzw. Charakterstruktur her sind infantile bzw. narzisstische Persönlichkeiten für Borderline prädestiniert. Auch antisoziale Strukturen sind zu finden.

---

[5] Pervitin war im zweiten Weltkrieg unter den Soldaten verbreitet als "Panzerschokolade" oder "Stuka-Pillen", "Fliegermarzipan", wegen des Effekts gegen die Angst und der (vorübergehenden) Steigerung der Leistungs-und Konzentrationsfähigkeit.

Ich sehe bei Hitler Elemente aller drei Strukturen.

7) Strukturelle Ich-Schwäche

a) mangelhafte Angsttoleranz (hat er)
b) mangelhafte Impulskontrolle (hat er)
c) mangelhaft entwickelte Sublimierungen (hat er)

Bei der Angsttoleranz bin ich mir nicht sicher, aber eine mangelhafte Impulskontrolle hat Hitler auf alle Fälle. Mangelhaft entwickelte Sublimierungen sehe ich auch, denn die Sublimierung ist ein sehr reifer Abwehrprozess, zu dem der psychisch völlig unreife Hitler mit Sicherheit nicht in der Lage war.

8) Primärprozesshafte Denkformen
Da bin ich mir nicht sicher, aber ich halte auch das für wahrscheinlich.

9) Abwehrformen
Zentral ist die mangelnde Integration "guter" und "böser" Objektrepräsentanzen.

a) Spaltung[6]
Spaltung wird sichtbar vor allem durch die Aufspaltung der Welt in total gut und total böse. Ein Zwischending gibt es dabei nicht. Das ist natürlich eindeutig nachweisbar – auch wenn die Zuordnungen wechseln können.
Dahinter steht eine (unbewusste) Spaltung der Selbstkonzepte, die externalisiert (projiziert) wird.
Das bedeutet weiter, dass stets die Gefahr besteht, dass der böse Teil der Welt ihn angreift. Diese (vermeintlich) bösen Objekte müssen also beherrscht, angegriffen und zerstört werden.

---

[6] Auf den ersten Blick scheint diese mangelnde Fähigkeit zur Integration im Gegensatz zu stehen zu der gerade gemachten Behauptung, das Denken sei primärprozesshaft, da ja im Primärprozess gerade die Gegensätze nicht als solche wahrgenommen werden, sondern zusammenfallen. Man könnte mit GOETHE hier die Abfolge von Entzweiung und Vereinigung (oder auch Systole und Diastole) ins Spiel bringen, denn erst das, was in einen Gegensatz auseinandergefallen ist (Sekundärprozess mit der damit verbundenen Zensur) kann vereinigt werden. Diese Stufe der Integration ist aber deutlich verschieden vom Undifferenzierten des Primärprozesses.

Das trifft auf Hitler ohne Zweifel zu. Es handelt sich um eine primitive Abwehrorganisation. Keine Spur von reifen Abwehrmechanismen.

b) Verleugnung
Auch das ist bei Hitler eindeutig nachweisbar. Niemand außer ihm glaubte an einer bestimmten Stelle mehr daran, dass der Krieg gewonnen werden könne.

c) Omnipotenz und Entwertung
Ganz klar: Hitler sah sich als den Größten. Das war er auch, aber nur auf einem Gebiet: der Demagogie.
Damit ist fast notwendig die Entwertung anderer verbunden. Bis hin zur Entwertung sogar des ganzen deutschen Volkes.

Wenn man diese KERNBERGschen Kriterien anwendet und weitere, die oft mit der Borderline-Störung assoziiert sind (z.B. Essstörungen), so kann man ohne weiteres Hitler der Borderline-Störung zuordnen, oder zumindest dem pathologischen Narzissmus. Auf den werde ich noch einmal zurückkommen. Die Repertorisation unter der Hypothese der Borderline-Störung[7] ist sehr schlecht, weil diese psychischen Zusammenhänge nicht korrekt übersetzt werden können.

1	Gemüt - Bulimie	93
2	Gemüt - Diktatorisch	66
3	Gemüt - Furcht - Ansteckung	20
4	Gemüt - Furcht - berührt zu werden	57
5	Gemüt - Furcht - Feinden, vor	7
6	Gemüt - Furcht - Krebs	64

[7] Ich möchte hier eine mögliche Kritik vorwegnehmen: In der Homöopathie repertorisieren wir eigentlich nicht nach Diagnosen, sondern nach Symptomen, es wäre also falsch, eine Schizophrenie-Repertorisation und eine Borderline-Repertorisation vorzunehmen. Die Leser mögen das auch bitte nur als Versuch begreifen, sich allmählich anzunähern. Es wird hier noch weitere Repertorisationen unter unterschiedlichen Aspekten geben, aber am Schluss dann eine, die alles zusammenfasst und nicht mehr von Diagnosen oder anderen einzelnen Aspekten ausgeht.

7	Gemüt - Furcht - Näherkommen, Annäherung von; vor	57
8	Gemüt - Geisteskrankheit, Wahnsinn - Größenwahn	16
9	Gemüt - Hypochondrie	137
10	Gemüt - Ichbezogenheit, Selbstüberhebung	55
11	Gemüt - Kindisches Verhalten	75
12	Gemüt - Liebe - Perversion; sexuelle	28
13	Gemüt - Stimmung, Laune - wechselnd, wechselhaft	134
14	Gemüt - Waschen - Verlangen, sich zu waschen - Hände; wäscht sich ständig die	24

	lyc.	sulph.	ars.	phos.	stram	anac.	plat.	sep.	ign.	verat.
	11/21	11/17	10/16	10/13	10/13	10/11	9/17	9/12	8/14	8/13
1	3	2	1	1	1	1	1	3	1	3
2	3	2	1	1	1	1	2	1	-	1
3	-	1	3	-	-	-	-	-	1	-
4	1	1	1	1	1	-	-	1	1	-
5	-	-	-	-	-	1	-	-	-	-
6	1	1	3	1	-	-	3	1	1	1
7	2	-	1	1	2	1	-	1	2	-
8	1	1	-	2	2	1	2	-	-	2
9	2	2	3	2	1	2	1	2	3	1
10	2	2	-	1	1	1	3	-	-	2
11	1	1	1	1	2	1	-	1	2	1
12	2	-	-	-	1	1	1	-	-	-
13	3	2	1	2	1	1	3	1	3	2
14	-	2	1	-	-	-	1	1	-	-

Nun können zwar die ersten vier Mittelbilder durchaus Merkmale von Borderline-Persönlichkeiten haben, sie sind aber gewiss nicht die zentralen Mittel hierfür. Stramonium, Anacardium, Platin und Veratrum erscheinen mir da deutlich wahrscheinlicher.

6) Eidetiker (und da wird es mit der Repertorisation noch schwieriger)

Der Eidetiker ist uns vor allem durch spektakuläre Phänomene wie das sogenannte photographische oder ikonische Gedächtnis bekannt. Die Extremform, die auch gern ins Reich der Legende verwiesen wird, ist der Prüfling, der auf jede Frage mit einem wörtlichen Zitat aus dem Lehrbuch antworten kann, weil er es in diesem Moment von einer Seite abliest, die er tatsächlich vor sich sehen kann. Es handelt sich mit anderen Worten um ein Gedächtnis, das einmal gesehene Bilder beliebig hervorrufen kann.
Das Phänomen befindet sich also in der Nähe zur Halluzination. Die Abgrenzung ist auf zweierlei Weise möglich: Dadurch, dass der Betroffene weiß, dass es sich bei dem gesehenen Bild nicht um eine Widerspiegelung der Realität handelt (was immer das auch sein soll). Und außerdem, dass es sich um ein Erinnerungsbild handelt. Gleichwohl sind diese Abgrenzungen nicht eindeutig. Auch eine Halluzination kann eine Erinnerung sein oder durch eine Erinnerung beeinflusst sein. Und ob der Eidetiker immer zwischen Wirklichkeit und Bild unterscheiden kann, wage ich auch zu bezweifeln, allein schon deshalb, weil er notwendigerweise einen anderen Begriff von Wirklichkeit haben muss.

Wieso einige Menschen solche Fähigkeiten haben, die meisten aber nicht, ist weitgehend unbekannt.
Borges berichtet von einem jungen Mann, der nach einem Sturz auf den Kopf die Fähigkeit (oder den Fluch) erworben hatte, nichts mehr vergessen zu können und alles vollkommen wahrzunehmen. Hier handelt es sich um eine Fiktion.
Man kann weiter manche außerordentliche Gedächtnisleistungen der Geschichte anführen, was ich nicht im Einzelnen will. Man kann in gewissem Maße eine solche Fähigkeit auch erlernen, etwa

durch den Aufbau eines „Gedächtnispalastes", in dessen Zentrum visuelle Vorstellungen stehen.

Reden wir wieder von Hitler. Dar hat in der Tat ziemliche Gedächtnisleistungen vollbracht.

Der früheste Hinweis hierauf stammt aus seiner Schulzeit, als er eine auf einem Ausflug gesehene Burg am nächsten Tag aus dem Gedächtnis detailgetreu nachzeichnen konnte.

Sehr bedeutsam und oft bestaunt waren seine militärischen Kenntnisse, die bis ins Detail gingen. Genaue Zahlen über die Bewaffnung verschiedenster Armeen konnte er exakt vortragen.

Ein Beispiel will ich nur nennen. Ein Schiff sollte mit Geschützen beladen werden, die aber nicht durch die Ladeluke passten. Er konnte sofort aus dem Gedächtnis sagen, dass es einen Geschütztyp gibt, der hindurchpasst – und es stimmte. KOCH-HILLEBRECHT nennt hier noch zahlreiche weitere Beispiele, mit denen ich mich nicht weiter aufhalten will. Das enorme Gedächtnis ist natürlich erst einmal eine positive Fähigkeit. Es stellt sich aber die Frage, ob sich damit womöglich auch Eigenschaften verbinden, die als problematisch oder sogar pathologisch zu bezeichnen sind.

Eine erste Auskunft finden wir bei BORGES, und ich halte sie für zutreffend, auch wenn es sich hier um eine Fiktion handelt.

> *Er war - vergessen wir das nicht - zu allgemeinen platonischen Ideen so gut wie nicht imstande. Nicht nur machte es ihm Mühe zu verstehen, dass der Allgemeinbegriff „Hund" so viele Geschöpfe verschiedener Größe und verschiedener Gestalt umfasste, es störte ihn auch, dass der Hund von 3 Uhr 14 (im Profil gesehen) denselben Namen führen sollte wie der Hund von 3 Uhr 15 (gesehen von vorn).*

Auch wenn es sich hier um eine Fiktion handelt, ist das nachvollziehbar: Wer sich an alles konkret erinnern kann, der braucht keine Abstraktion mehr. Der ist aber auch zu keiner Abstraktion mehr fähig. Streng genommen müsste die Person mit dem absoluten

Gedächtnis die Sprache verlieren, weil sie so etwas wie „Hund"
oder „Baum" nicht mehr sagen könnte.

Mir fallen die Kinder ein, die noch nicht lesen können, aber
scheinbar eine ganze Seite vorlesen können, weil sie ihnen vorgelesen
wurde. Sie rezitieren aus dem Gedächtnis. Zu der (eigentlich
wirklich unglaublichen) Abstraktion des Lesens sind sie aber noch
nicht befähigt, sondern sie sind ganz im konkreten Bild (ob es nun
ein visuelles oder ein akustisches Bild ist oder ein anders bestimmtes,
ist ganz egal).

Mein Hund kann erkennen, dass mein Freund Jürgen zu Besuch
kommt, denn er kann das Geräusch seiner Harley von anderen
Motorrädern unterscheiden.

Das sage ich über meinen Hund. Aber der hat gar keinen Begriff
von Motorrädern und Harleys. Er hat nur ein Bild des Geräusches
und ein Bild meines Freundes (wahrscheinlich insbesondere ein
Geruchsbild), die sich irgendwie verbinden und die er niemals vergißt.
Mehr noch: Er übertrifft mich, indem er bei einer anderen
Harley, die gelegentlich hier vorbeifährt, nicht reagiert. Er hat also
nicht das Abstraktionsvermögen, eine Harley von anderen Motorrädern
zu unterscheiden, sondern er kennt diese eine Harley und
keine andere. Ich kann das. Jeder Mensch kann eine Harley am
Geräusch erkennen. Aber ich kann nicht Jürgens von einer anderen
unterscheiden. Das aber kann mein Hund.

Ich wiederhole: Das absolute Gedächtnis würde die absolute Unfähigkeit
zur Abstraktion zur Folge haben. Das hat natürlich auch
den Nachteil, dass alles Neue vollkommen neu ist und nicht auf
Bekanntes zurückgeführt werden kann - im Extremfalle jedenfalls.
Das heißt auch, dass der Eidetiker mit diesem Mangel eigentlich in
dem, was wir Intelligenz nennen, recht schwach sein sollte. Im
Extremfall jedenfalls.

Es scheint etwas daran zu sein, dass die phylogenetische wie ontogenetische
Entwicklung vom konkreten und bildhaften Gedächtnis
(eben dem eidetischen Gedächtnis) hin zur Abstraktion geht.

KOCH-HILLEBRECHT nennt das Beispiel der Orientierung im
Dschungel. Den Einheimischen ist das ohne Probleme möglich,

weil sie konkrete Bilder wiedererkennen. Wir können das nicht mehr, sondern wir haben dafür den Kompass erfunden und etwas später das Iphone mit GPRS. Wenn dessen Akku leer ist, sind wir aber aufgeschmissen.

Und schließlich wurden vor ca. 500 Jahren der Buchdruck und vor ein paar Jahren Wikipedia erfunden, die dem Gedächtnis einen schweren Stoß versetzt haben. Nur noch solche Exoten wie Schauspieler brauchen ein Gedächtnis. Man stelle sich vor: Es ist tatsächlich möglich, die Ilias auswendig zu lernen oder den „Faust". Das ist eigentlich gar nicht mal so schwer.

Wenn es sich also bei dem eidetischen Gedächtnis um eine frühere Entwicklungsphase handelt, die zu Gunsten des Abstraktionsvermögens aufgehoben wird (im doppelten Sinne des Wortes), dann könnten Regressionen jene Fähigkeit wiederbeleben - nur hypothetisch.

Zurück zu Hitler und seinem Gedächtnis: Nun ist es ja nicht so, dass Hitler kein Abstraktionsvermögen gehabt hätte – und das Abstraktionsvermögen sollte ja, wie gerade gesagt, dem bildhaften Erinnern entgegenlaufen. Sein Antisemitismus beruht ja gerade auf einer grandiosen Reduzierung und Abstraktion.

Hiergegen ist zweierlei zu sagen: Erstens scheint es so zu sein, dass die Abstraktionsleistung des Antisemitismus nicht Hitlers eigene geistige Leistung ist, sondern dass sie aus populären Zeitschriften sowie aus den Äußerungen des großen WAGNER stammt.
Zweitens hat die Abstraktion des Antisemitismus wie viele andere Hitlersche Abstraktionen einen wahnhaften Charakter. Fast scheint es, als ob der Wahn den Platz der in normalem Maße nicht möglichen Abstraktion eingenommen hat. Eine Verbindung zwischen dem konkreten Erinnerungsbild und der Pseudo-Abstraktion gibt es eigentlich nicht, sondern das wird durch Konfabulieren hergestellt, etwa wenn wir von seinen Wiener Erlebnissen mit Juden lesen.
Die Abstraktion von seinen tatsächlichen Erlebnissen wäre gewesen, dass es gute und schlechte Juden gibt – so wie auch andere

gute und schlechte Menschen. Er hat auch Juden gekannt, die er achtete, etwa den Arzt seiner Mutter.

Die bildhafte Vorstellung, die beim Eidetiker vorliegt, wird am deutlichsten, wenn sie sich auf Reales aus der Vergangenheit bezieht, etwa gelesene oder auch nur angesehene Buchseiten.
Es können aber auch andere Vorstellungen sich in konkreten Bildern äußern, und womöglich ist es dem Eidetiker nicht immer vollständig möglich, zwischen diesen Wunschvorstellungen und der Wirklichkeit zu unterscheiden.
Ich will ein Beispiel geben: Wenn ich gelegentlich im Lotto spiele, stelle ich mir tatsächlich vor, was ich tun würde, wenn der Hauptgewinn von ein paar Millionen auf mich fallen würde. Das sind schöne Vorstellungen, aber mir ist klar, dass es zwar Wunschvorstellungen sind, dass aber die Realitäten dieser Welt leider nicht immer meinen Vorstellungen entsprechen, zumal, wenn es sich um eine solche rein statistische Angelegenheit handelt. Es mag auch ein wenig Irrationalität geben, wenn ich als Zahlen bestimmte Geburtstage wähle, oder wenn ich irgendwelche Rituale unternehme, um auf irrsinnige Weise meine Chancen zu erhöhen. Aber ich bleibe damit trotzdem im Rahmen des Realen. Wenn ich mal wieder verloren habe, zerreiße ich den Lottoschein und mit ihm meine Hirngespinste und gut ist es.

Hitler hatte sich in Wien auch einmal ein Lotterielos gekauft und schwärmte Kubicek vor, was er alles mit dem Gewinn machen würde. Davon habe ich mit einem Freund auch schon einmal geredet. Der Unterschied ist, dass bei Hitler die Vorstellung offenbar so intensiv war, dass es zu einer partiellen Verwechslung mit der Realität kam. Als herauskam, dass das Los nicht gewonnen hatte, bekam er einen Tobsuchtsanfall und schimpfte auf das ganze betrügerische Lottosystem (und auf das ganze betrügerische System insgesamt sicher auch). An dieser Stelle wird klar, wie nahe die eidetischen Vorstellungen einem echten Wahn kommen können. Illusionen können sie zumindest sein, Halluzinationen vielleicht auch.
Die Verwechslung von Realität und Vorstellung finden wir an etlichen Stellen, und merkwürdigerweise hat er, je unrealistischer die

Vorstellung war, manchmal umso mehr an sie geglaubt. Bekanntlich bis zum Schluss, als er nicht mehr existierende Divisionen kommandierte.

Das wirkt sich nach außen aus als das Verhältnis von Realität und Propaganda, ist also sozusagen ansteckend.

Je unwahrscheinlicher etwas ist, um so sicherer wird es eintreten.

Das die „Protokolle der Weisen von Zion" als Fälschung bezeichnet werden, ist der beste Beweis dafür, dass sie echt sind. Das sagt er tatsächlich.

Das kann man als paranoische Aussage ansehen, aber auch als die Dominanz eines Vorstellungsbildes über die Wirklichkeit. Beides kommt sich wahrscheinlich sehr nahe.

KOCH-HILLEBRECHT führt ein paar weitere deskriptive Charakteristika der Persönlichkeit von Eidetikern an, wobei er sich vor allem auf Alexander LURIJA bezieht, der einen Patienten mit dieser Problematik über Jahre verfolgt hat. Nun ist ein Patient nicht statistisch relevant, aber statistisch relevante Informationen über eine solch seltene Problematik sind natürlich auch schwer zu bekommen.

Was schrieb LURIJA über diesen Patienten?

1) Er sagt von sich, dass er von anderen als „kalter Fisch" bezeichnet wurde. Seine Vorstellungsbilder waren so überwältigend – teilweise synästhetisch –, dass sie die Vorherrschaft vor der Realität gewinnen konnten. Er blieb von dem Geschehen um sich manchmal völlig unberührt.

LURIJA nennt das Selbstabtrennung, was eine Form der Spaltung ist, die zwischen dem Ich und der Welt erfolgt. Autistische Züge können wir darin sehen.

Man stelle sich das vor: Die Reize aus der Welt, jedes gesprochene Wort erzeugen ein ganz eigenes Bild, das irgendwie nicht mehr in einer konventionellen Relation zur Welt steht und das auch nicht kommunizierbar ist. Man kommt sich dadurch anders vor. Man ist es auch. Und wenn dieses Bild sogar das auch vorhandene konventionelle Bild von der Welt an den Rand drängen kann, ist man eigentlich ganz allein und von dem, was in der Welt der anderen

Menschen stattfinden, emotional nicht mehr beeindruckt. Das hat etwas Autistisches und etwas Narzisstisches. Beides hat zu tun mit Beziehungsunfähigkeit oder Beziehungsproblematik.

Das kann auf Hitler zutreffen. Dass er beziehungsunfähig ist, scheint mir ziemlich klar. Dass er ein bestimmtes Bild von der Welt besitzt, das nicht oder wenig der Wirklichkeit entspricht, scheint mir auch zu stimmen (wiewohl ich das natürlich nicht sagen kann, weil ich auch nur ein Bild habe und nicht die Wirklichkeit kenne).

Hieraus resultiert ein fast vollkommener Mangel an Mitgefühl, den ich wohl nicht näher mit Beispielen unterlegen muss. Das geht so weit, dass die Welt, so wie sie ist, ausgeschlossen werden muss. Das Bild hierfür ist der Hitler im Bunker, der mit nicht vorhandenen Divisionen und mit nicht vorhandenen Wunderwaffen spielt. Hier hat das Wunschbild wahrscheinlich vollkommen die Herrschaft übernommen. Wenn das der Wirklichkeit entsprechende Bild wieder in den Vordergrund kam, führte das in jener Phase regelmäßig zu Zusammenbrüchen. Wirklich im Repertorium finden kann man das aber nicht.

2) LURIJAS Patient sagt folgendes:

Noch mit 18 war es mir unbegreiflich, wie sich ein Kamerad darauf vorbereiten konnte, Buchhalter oder Handlungsreisender zu werden. Das wichtigste im Leben ist nicht der Beruf, die Hauptsache ist, daß irgend etwas Angenehmes, Großes mit mir geschieht.

Und er entwickelte tatsächlich die Vorstellung, einmal eine Prinzessin zu heiraten. Man denkt dabei natürlich sofort an die kleine Rubrik „Wahnidee, er sei ein Prinz", die Adamas und Veratrum enthält. Wohlgemerkt ist das nur eine Assoziation, und trifft überdies auf Lurias Patienten zu und nicht auf Hitler, der nie dachte, er würde eine Prinzessin heiraten. Die Wahnidee, er sei ein Prinz, können wir im übertragenen Sinn aber anwenden.

Das Hitler solche Größen- und Auserwähltheitsvorstellungen entwickelt hat, ist sehr klar. Das werde ich noch konkreter ausführen.

3) Drang nach Anschaulichkeit

Das sagte Ernst NOLTE, und der ist umstritten. Er meint, Hitler wurde nicht von abstrakten Prinzipien geleitet, sondern von einem monomanischen Drang nach Anschaulichkeit.

Er habe Deutschland in einen Krieg geführt, welcher durch altertümliche Vorstellungen von der Bildung politischer Weltreiche und der Herrschaft einer „anschaulichen" Gruppe von Menschen der Germanen oder auch der Arier geprägt war.
KOCH-HILLEBRECHT kommentiert das so:

> *Wenn man so will, hat der Nationalsozialismus einen Kampf des für den Eidetiker charakteristischen Prinzips der Anschauung gegen das entwickeltere Prinzip der Abstraktion geführt, einen nutzlosen und grausamen Widerstand einer früheren Entwicklungsstufe gegen eine spätere geleistet.*

Diesen Hang zur Anschaulichkeit finden wir auch in seiner Abwehr von Kunst, die sich jenseits eines strengen Realismus bewegt, wieder.

4) Schmerzunempfindlichkeit
LURIJAS Patient konnte den Schmerz abschalten, durch das Vorstellungsbild, die Schmerzen seien gar nicht an seinem Körper.
Die Leserin versuche einmal, den rechten Arm nach vorn zu strecken, wie es beim sogenannten Hitlergruß der Fall war (bitte nur, wenn Sie nicht gesehen werden können) und den Arm so zu lassen. Wie lange halten Sie das aus? Hitler brachte es auf vier Stunden. Es ist zwar die Rede davon, dass er eine geheime Armstütze benutzte, aber diese ist nie gefunden worden und entspringt vielleicht nur der Meinung, dass eine solche Leistung unmöglich ist. Vielleicht ist es die Schmerzabschaltung des Eidetikers?

KOCH-HILLEBRECHT führt auch noch die manchmal magisch zu nennende Wirkung Hitlers auf andere Menschen an, diese halte ich aber für schwieriger zu erklären als dass man sie ausschließlich auf das eidetische Phänomen zurückführen könnte.
Man kann bei KOCH-HILLEBRECHT noch mehr über dieses Thema lesen, für uns soll es aber genug sein. Nun doch noch ein kläglicher Versuch einer Repertorisation von diesem Blickwinkel aus:

1	Gemüt - Beschwerden durch - Enttäuschung	53
2	Gemüt - Denken - abstraktes Denken, Abstraktionsvermögen - Unfähigkeit zum abstrakten Denken	1
3	Gemüt - Gedächtnis - gut, aktiv	117
4	Gemüt - Geisteskrankheit, Wahnsinn - Gefühllosigkeit, Schmerzlosigkeit; mit allgemeiner	3
5	Gemüt - Geisteskrankheit, Wahnsinn - Größenwahn	16
6	Gemüt - Phantasien - übertrieben, hochfliegend - geschehen; glaubt sie seien wirklich	1
7	Gemüt - Raserei, Tobsucht, Wut	164
8	Gemüt - Unwirklich - unterscheiden zwischen wirklich und unwirklich, Wirklichkeit und Einbildung; kann nicht	1
9	Gemüt - Wahnideen - hochgestellte Persönlichkeit; er sei eine	33
10	Allgemeines - Schmerzlosigkeit gewöhnlich schmerzhafter Beschwerden	27
11	Allgemeines - Unempfindlichkeit	94

	hyos.	lyc.	stram.	phos.	verat.	plat.	op.	lach.	bell.	puls.
	7/13	7/13	6/11	6/10	6/10	6/9	5/13	5/11	5/9	5/9
1	1	2	-	1	1	1	2	2	1	3
2	-	-	-	-	-	-	-	-	-	-
3	3	3	-	2	1	1	3	3	3	1
4	1	-	1	-	-	-	-	-	-	-
5	2	1	2	2	2	2	-	2	-	2
6	-	-	-	-	-	-	-	-	-	-

	hyos.	lyc.	stram.	phos.	verat.	plat.	op.	lach.	bell.	puls.
	7/13	7/13	6/11	6/10	6/10	6/9	5/13	5/11	5/9	5/9
7	3	3	3	2	3	1	3	2	3	2
8	-	-	-	-	-	-	-	-	-	-
9	-	1	1	1	2	2	-	2	1	-
10	2	2	3	-	-	-	3	-	-	-
11	1	1	1	2	1	2	2	-	1	1

Man sieht, dass das Repertorium hier an seine Grenzen kommt. Richtig wären die Rubriken Nr. 2, 6 und 8, aber sie enthalten jeweils nur ein Mittel: Nr. 2 Anhalonium, Nr. 6 Staphysagria und Nr. 8 Limestone.
Dennoch sind hier wieder Mittel versammelt, die in anderen Repertorisationen schon vorkamen: Stramonium (bzw. Hyoscyamus und Belladonna, die ja sehr ähnlich sind), Veratrum und Platin.

7) Ich will dann einmal etwas weiterspinnen und dabei nicht mehr so an den Diagnosen hängen.

Und da fange ich mit Hitlers Mutter an. Und ich will gleich als erstes meiner Verwunderung Ausdruck verleihen, dass das Verhältnis von Mutter und Sohn so unterschiedlich gesehen wird.
Übrigens werden gerade Borderliner oder anders narzisstisch gestörte Menschen von ihrer Umwelt häufig sehr unterschiedlich wahrgenommen.

Da ist von ziemlicher Gleichgültigkeit die Rede aber auch von extremer Nähe – bis dahin, dass unterschiedliche Meinungen darüber bestehen, ob er sie nun vor ihrem Tod noch einmal besucht hat oder nicht.
Wenn es so ist, wenn es solche unterschiedlichen Meinungen gibt, dann frage ich mich immer, ob nicht manches von alldem wahr ist.
Und dann frage ich mich auch, wie es denn andersherum war, wie die Mutter das Kind sah.

Da die Quellenlage unzuverlässig ist, bleibt immer ein Element der Spekulation. Und spekuliert haben viele Biografen.

Wie also könnte die Haltung von Klara Pölzl ihrem Kind Adolf gegenüber gewesen sein? Ich gehe da mal von der schon gezeigten Kinderliste aus. Drei Kinder hat sie bereits verloren. Adolf, das neue Baby, ist auch nicht der kräftigste.

Mir erscheinen zwei Möglichkeiten plausibel: Sie wird dieses neue Kind als ihr Ein und Alles ansehen, wird es umsorgen, wird es füttern und wird sich um es sorgen. Alles tun, damit dieses Kind am Leben bleibt.

Die andere Seite hängt auch mit dieser Sorge zusammen: Was ist, wenn auch dieses Kind wieder stirbt? Könnte ich das aushalten? Diese Seite, die sozusagen den Tod des Kindes schon erwartet, wird empfehlen, lieber keine allzu intensive Liebe zu diesem Kind aufzubauen. Die Enttäuschung wäre umso größer, je größer die Liebe war.

Und ich denke mir, dass sich irgendwie beide Seiten gleichzeitig realisiert haben.

Damit wäre im Mutter-Kind-Verhältnis eine große Ambivalenz anzutreffen, und es kann für das Kind schwierig sein, die damit verbundenen Botschaften miteinander zu verbinden. Jedes Kind wird mit zwei Mutterbildern konfrontiert und hat die Aufgabe, beide Seiten irgendwie zu vereinen, aber in diesem Falle waren die beiden Seiten wahrscheinlich ungewöhnlich gegensätzlich.

Liebe mit Vorbehalt fördert das Umsorgtsein und das Füttern, als Kompensation. Und das Kind, das die Liebe ohne Vorbehalt und ohne Bedingung vermisst, nimmt ebenfalls als Kompensation das Umsorgtsein und das Füttern. Übrigens hatte Hitler auch als Erwachsener binge-eating-Attacken, in denen er große Mengen Süßigkeiten und Kuchen in sich hineinstopfte.

Unbedingte und vorbehaltlose Liebe erleichtert merkwürdigerweise die Trennung. Vorbehalte können sie verunmöglichen, weil man etwas noch nicht bekommen hat, was man hätte bekommen sollen und die Hoffnung nicht aufgibt, dass das doch noch geschehn könnte. Dazu kommt, dass durch die Schwierigkeit, sehr gegensätzliche Seiten der Mutter intrapsychisch zu vereinigen, die eigene Identitätsbildung erschwert wird.

Es scheint, dass Klara Adolf lange gestillt hat – bis über die Zahnung hinaus. BINION folgert das aus der langen Zeit, die bis zur nächsten Geburt verstreichen sollte. Es ist unwahrscheinlich, dass eine andere Art der Empfängnisverhütung angewandt wurde.

Weiter muss gesagt werden, dass die Mutter nicht in der Lage war, das Kind vor den Übergriffen des Vaters zu schützen, was selbstverständlich das unbedingte Vertrauen des Kindes in sie erschüttern muss. Dann kann es zu solch einem perversen Bündnis mit dem Aggressor kommen, wie es bei Hitler – wie schon beschrieben – offenbar der Fall war.

Was folgt, ist, dass das Kind auf dem Narzissmus-Niveau steckenbleibt und Gefahr läuft, einen pathologischen Narzissmus zu entwickeln. Ich möchte ein Beispiel dafür vorstellen, dass sehr wahrscheinlich Hitlers Mutterbindung irgendwie gestört ist.

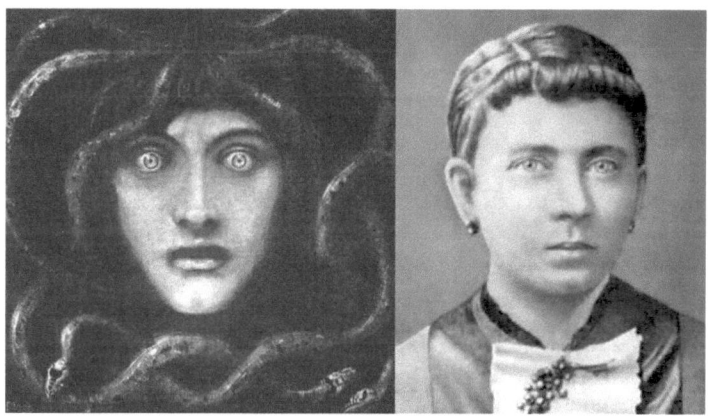

Irgendwann sah Hitler einmal dieses Bild von Medusa. Er zeigte sich begeistert von dem Bild und rief spontan aus: Das sind die Augen meiner Mutter! Die Medusa wird häufig als Symbol für die grauenhafte Seite der Mutter gesehen. FREUD hat 1922 einen Artikel darüber geschrieben, ebenso FERENCZI. Das Medusenhaupt steht psychoanalytisch auch für das Genitale der Mutter und die damit verbundenen Kastrationsdrohung. Schlangenhaare sind schon sehr bedrohlich.

Übrigens ist kann man auch Erblindung als Kastrationssymbol ansehen.

Hitler hat das Medusa-Motiv auch noch in dem Entwurf für einen Schuldschein verarbeitet:

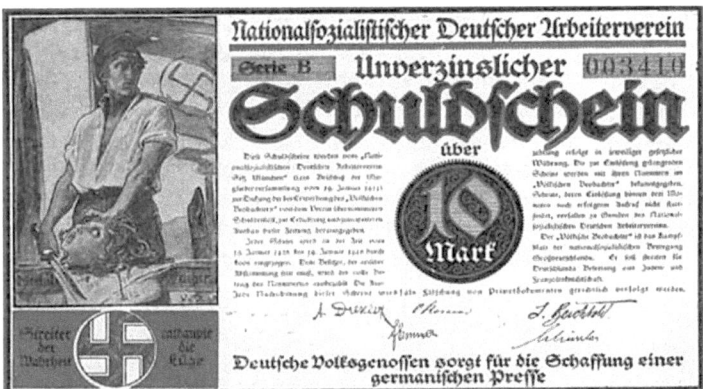

Dort ist links zu lesen: "Streiter der Wahrheit enthaupte die Lüge". Das könnte man als projizierte Kastrationsangst bezeichnen. Man denke an die Sexualprojektionen auf "den Juden".

Es ist aber, wenn man das gerade Gesagte zusammenfasst, eine merkwürdige Assoziationskette zu erkennen: Medusa = Mutter = Lüge = Pflicht zum Töten.

Wenn wir noch den Vater hinzunehmen, geht die Spaltung weiter: Der Vater will, dass der Sohn so wird wie er, aber er glaubt eigentlich nicht, dass er das schafft. Und das kommt natürlich beim Sohn auch an. Er spürt das, weil er ohne Grund missachtet und verprügelt wird – oder einfach, weil er so ist, wie er ist – weil er einfach da ist. Andererseits merkt man bei aller Angst und allem Hass, dass er doch gern so werden möchte wie der Vater. Aber dann doch wieder nicht. Von beiden Elternteilen kommen also Doppelbotschaften und zu beiden Elternteilen gegenüber besteht von Hitlers Seite ein ambivalentes Verhältnis. Auch wenn BATESONs Theorie heute nicht mehr sehr gemocht wird: Double bind fördert womöglich eine schizophrene Entwicklung. Damit will ich nun nicht sagen, dass Hitler schizophren war. Aber nahe an einer Psychose war er bestimmt.

Bei alldem finde ich die Borderline-Hypothese am wahrscheinlichsten, wobei es durchaus auch Zeichen von anderen Störungen gibt.

Es wird aber Zeit, wieder zur Chronologie zurückzukehren.

Schulzeit und kurz danach

Sprechen wir jetzt vom Schulkind Adolf Hitler. Und dabei wird auch über einen wichtigen Bruch in der Entwicklung zu berichten sein.

Hitler war in der Grundschule, die er besuchte, einer der besten Schüler. Offenbar musste er sich dafür nicht anstrengen.

Anders wurde das aber an der Realschule. Dort versagte er völlig, musste bereits die erste Klasse wiederholen.

Seine eigene Darstellung dieses Versagens sieht so aus, dass zu dieser Zeit sein Vater von ihm forderte, dass er Beamter werde. Er aber fühlte sich zur Kunst hingezogen. Diesen Konflikt beantwortete er nach seiner eigenen Darstellung damit, dass er bewusst in der Schule versagte.

Das ist natürlich nicht so recht glaubhaft. Zumal er weiter schreibt, dass dieses absichtliche Versagen nicht in allen Fächern stattfand. In Geografie und Geschichte sei er der Klasse voraus gewesen. Das stimmt nicht, auch da hatte er nur ein „Genügend".

Man kann das mit dem Narzissmus erklären. Die Grundschule bestätigte diesen Narzissmus, dass er allein dadurch, dass er Adolf Hitler ist, überlegen ist.

Die Realschule stellte andere Anforderungen, die er wahrscheinlich durchaus hätte erfüllen können. Nur hätte er dafür etwas tun müssen. Das aber passt nicht zum Narzissten, denn es erfordert, sich selbst, so wie man ist, in Frage zu stellen und sozusagen neu zu erfinden: So und so kann ich werden, wenn ich dieses oder jenes tue.

Nicht umsonst werden in der nationalsozialistischen Ideologie die vererbten Fähigkeiten das Primat gegenüber den erworbenen einnehmen – das negiert, dass man durch Anstrengung Ziele erreichen kann, dass man lernen kann, dass man, wie wir heute gern sagen, sich selbst neu erfinden kann. Ist das auch als Gegnerschaft zum Vater aufzufassen, dem Zollbeamten, der wusste, dass man durch Anstrengung "weiter" kommen kann?

Hitler wollte nie gern etwas modifizieren, was er früher gesagt hatte, auch wenn er sich dadurch manchmal in Widersprüche verwickelte. Das kann man als Verweigerung von Lernen ansehen. Und das passt ganz gut zu seiner Aussage, er habe in der Realschule absichtlich versagt. Dafür hätte er lernen müssen und nicht einfach Adolf Hitler sein.

Manchmal frage ich mich, ob nicht eine Menge Leid hätte erspart werden können, wenn Hitler an der Kunstschule angenommen worden wäre. Wir wissen es natürlich nicht, was dann geschehen wäre, aber ich gebe zu bedenken, dass er auch an der Kunstschule hätte lernen müssen, dass er kritisiert worden wäre, dass aber daraus die Chance zur Weiterentwicklung seiner Fähigkeiten hätte erwachsen können. Ich glaube nicht, dass er diesen Weg gegangen wäre.

Das einzige, was er ganz bewusst lernte, geht nach außen: Die Selbstdarstellung (siehe unten). Das verändert ihn selbst nur in einer Hinsicht: Es fördert den Narzissmus.

Das Schulversagen ist eindeutig eine schwere narzisstische Kränkung für Hitler. Man könnte sich daraufhin besinnen und den Narzissmus zumindest in Teilen ablegen und so einen realistischeren Blick für sich und die Welt und die anderen Menschen erhalten. Dann wäre man auf dem richtigen Weg. Dieser realistischere Blick ist ein Teil der Tuberkulinie und es wird noch auszuführen sein, dass die Tuberkulinie bei Hitler verkrüppelt war.

Die andere Möglichkeit ist die Abwertung dessen, was man nicht vermag. In gewissem Sinne finden wir das auch bei Sulphur – der ja auch ein narzisstisches Problem hat: Was ich nicht vermag, ist dummes Zeug – welche Idioten spielen schon Fußball?! Nun ist allerdings Sulphur sehr wahrscheinlich nicht das richtige Mittel für Hitler, obwohl es in meiner Repertorisation an zweiter Stelle kommt. Sulphur hat nämlich wirklich etwas Geniales.

Ich muss noch einmal wiederholen: Hitler versagt in der Realschule, weil er nichts tut. Seine Erklärung dafür ist, dass er Künstler werden will und ihn das daher alles gar nichts angeht. "Ich stehe über diesem dummen Zeug!"

Wozu brauche ich Mathematik, wenn ich Künstler werden will? Wozu brauche ich Homer, wenn ich Naturwissenschaftler werden will? Oder Arzt? Das sind Sachen, die sich manches Schulkind fragt, nicht wissend, dass man, wenn man Künstler ist, manchmal eben doch Mathematik braucht. Oder dass man als Naturwissenschaftler Homer braucht, und sei es nur als Korrektur jenes wissenschaftlichen Narzissmus, alles auf der Welt erklären zu können. Aber das ist noch verständlich.
Hitler hingegen entwertet das Andere, indem er meint, Künstler werden zu wollen (wofür er zu wenig Talent hat). Man könnte trotzdem die Rubrik „Kunst – Talent zur" verwenden oder spezifischer: „Malen, Malerei, Talent zum" (wenn ich einmal von meinen zeichnerischen Fähigkeiten ausgehe, dann ist Hitler besser, was aber immer noch kein Talent zur Kunst bedeutet) Das führt dann zu Staphysagria und anderen Mitteln der Achse zwischen Carcinosinie und Tuberkulinie – nicht zu vergessen auch Sulphur.

In Wien meldet er sich zur Aufnahmeprüfung an der Kunstakademie, nachdem er das erste Aufnahmeverfahren bestanden hat.
Er fällt aus allen Wolken, als er dann doch nicht aufgenommen wird. Er war sich völlig sicher, dass es sich nur um eine Formalität handelt. Was schreibt er dazu?

> *Nun war ich also zum zweiten Male in der schönen Stadt und wartete mit brennender Ungeduld, aber auch stolzer Zuversicht auf das Ergebnis meiner Aufnahmeprüfung. Ich war vom Erfolge so überzeugt, daß die mir verkündete Ablehnung mich wie ein jäher Schlag aus heiterem Himmel traf. Und doch war es so.*

Man höre und staune. Niemand, der sich an einer Kunstakademie bewirbt, kann vernünftigerweise sicher sein, dass er angenommen wird. Starke Zweifel, ob das Vorgezeigte genügen kann, werden die

Regel sein. Hitler mit seinem eher mäßigen Talent geht aber hin und ist sicher, dass er genommen wird. Wieder sehen wir diese narzisstische Verzerrung der Wirklichkeit.

Und dass das Talent von Hitler nicht ausgereicht hat, ist naheliegend. Er konnte abmalen (wohl auch von Erinnerungsbildern). Aber abmalen bedeutet nicht Kunst.

Ok, er war also narzisstisch gekränkt. Allerdings entschärft er diese narzisstische Kränkung gleich wieder.

> *Als ich mich dem Rektor vorstellen ließ und die Bitte um Erklärung der Gründe wegen meiner Nichtaufnahme in die allgemeine Malerschule der Akademie vorbrachte, versicherte mir der Herr, daß aus meinen mitgebrachten Zeichnungen einwandfrei meine Nichteignung zum Maler hervorgehe, sondern vielmehr meine Fähigkeit doch ersichtlich auf dem Gebiet der Architektur liege; für mich käme niemals die Malerschule, sondern nur die Architekturschule der Akademie in Frage....*
>
> *Geschlagen verließ ich den Hanseatischen Prachtbau am Schillerplatz, zum ersten Male in meinem jungen Leben uneins mit mir selber. Denn was ich über meine Fähigkeit gehört hatte, schien mir nun auf einmal wie ein greller Blitz einen Zwiespalt aufzudecken, unter dem ich schon längst gelitten hatte, ohne bisher mir eine klare Rechenschaft über das Warum und Weshalb geben zu können. [...] In wenigen Tagen wußte ich nun auch selber, daß ich einst Baumeister werden würde.*

Aber was tut er? Nichts. Er hätte versuchen können, in die Architekturschule einzutreten. Stattdessen läuft er aber in der Stadt herum, zeichnet Fassaden ab und schmiedet grandiose Pläne für den architektonischen Umbau der gesamten Stadt Wien.

Wieder hat er auf eine narzisstische Kränkung (die Nichtaufnahme in die Kunstschule) mit einer noch grandioseren Vorstellung geantwortet, hat sich in der Phantasie der kränkenden Situation enthoben, statt sich ihr zu stellen und zu beweisen, dass er etwas im normalen Leben vermag.

Ich möchte noch einmal festhalten: Auf das Versagen in der Schule antwortet er mit der Größenvorstellung, Künstler zu werden. Auf die Nichtaufnahme an der Akademie antwortet er mit der Größenvorstellung, Architekt zu werden und nicht nur das: Er will gleich ganze Städte umgestalten. Mit anderen Worten will er nicht nur Architekt werden, sondern der größte Architekt aller Zeiten. Diesen Wahn wird er zeitlebens beibehalten und er wird in der Phantasie der "Welthauptstadt Germania" gipfeln – zusammen mit Speer, der wenigstens Architekt war. Folie á deux. Trotz der Ablehnung an der Kunstakademie blieb Hitler aber zunächst in Wien.

Die Zeit in Wien

An dieser Stelle muss ich noch einmal die Erkrankung und den Tod seiner Mutter erwähnen.

Während seiner Wiener Zeit war seine Mutter an Brustkrebs erkrankt, wurde operiert und starb schließlich. Darüber, wie Hitler damit umgegangen ist, gibt es wieder – wie fast immer – gegensätzliche Darstellungen. Diese reichen von der Meinung, diese Erkrankung sei ihm ziemlich egal gewesen und er sei erst nach dem Tod der Mutter wieder zur Beerdigung zurückgefahren bis dahin, dass er sich äußerst liebevoll gekümmert habe. Der behandelnde Arzt Bloch – ein Jude – gibt an, er habe noch nie einen Menschen gesehen, der über den Tod seiner Mutter so erschüttert war. Natürlich sind alle diese Berichte nicht unbedingt glaubwürdig, denn jeder hatte Gründe, die Unwahrheit zu sagen.

Aber ich will einmal mehr davon ausgehen, dass beide Seiten Recht haben. Wenn das Verhältnis Hitlers zu seiner Mutter vorher schon ambivalent war, wird sich das bei ihrer Erkrankung nicht unbedingt ändern. Es geht um die Brust, die ihm nun keine Milch mehr gibt, sondern die zerfressen wird, und es geht um ein Kind, das abhängig ist, zwar umsorgt und genährt wird, dem aber die Mutter andererseits mit Vorbehalten gegenübertritt. Das Kind ist auf sich zurückgeworfen und kann nur noch narzisstisch das nutzen und auch einfordern, was es bekommen kann. Mit Liebe hat das nichts zu tun.

Einerseits kümmert er sich und versucht alles, um ihr Leben zu retten. Andererseits ist das, was er dafür tut, auch quälend. Er motiviert den Arzt, ihr Jodoform-Behandlungen zu geben. Diese sind recht teuer und sie sind schmerzhaft. Etwas mehr gnädiges Morphium wäre wahrscheinlich sinnvoller gewesen.

Retten wollen, dabei aber quälen... Das ist seine heroische Einstellung auf Kosten seiner Mutter.

Ein bezeichnender Satz von ihm, der allerdings in einem anderen Zusammenhang steht, heißt:

> *Das Kind fragt nicht, wenn es trinkt, ob die Mutterbrust gequält wird.*

Erinnern wir uns, dass Adolf wahrscheinlich lange gestillt wurde, was damals als recht anstößig galt.

Und jetzt ist diese Brust vom Krebs befallen. Er quält sie, um sie zu retten – das heißt, die Brust kann er nicht mehr retten, aber die Mama. Und schließlich gelingt auch das nicht. Ich denke, dass wir da wieder jene Ambivalenz finden, von der ich schon sprach.

Es ist an dieser Stelle noch etwas zu wiederholen: Der Arzt, der seine Mutter behandelte, war Jude. Bewusst hat Hitler keine Vorwürfe an ihn geäußert, im Gegenteil, er hielt weiter große Stücke auf ihn und schützte ihn sogar (vor Hitler!).

Aber was in seinem Unbewussten stattgefunden hat, kann natürlich auf einem anderen Blatt stehen. Auf entsprechende Spekulationen werde ich noch eingehen.

Er verbringt lange Zeit mehr oder weniger untätig in Wien, Reden haltend (vor kleinem Publikum) und seinen hochfliegenden Phantasien nachhängend. Er selbst stilisiert sich dabei im Nachhinein so, dass der Hunger sein ständiger Begleiter war und er jede Arbeit annahm, die er bekommen konnte. In Wirklichkeit hat er geerbt und dieses Erbe verbraucht. Die Oper (selbstverständlich WAGNER und niemand anders) habe er sich vom Munde abgespart und Bücher waren seine ständigen Begleiter. In Wirklichkeit ging es dabei wohl eher um antisemitische und sozialdarwinistische Pamphlete, die er am Zeitungskiosk erwarb und nicht in Bibliotheken.

Das nennt er dann sein Studium. Er lebt von dem Erbe seiner Mutter und tut ansonsten mehr oder weniger nichts, wie schon seit dem Tode des Vaters, als er zunächst in Linz sich von Mutter und Schwester aushalten lässt. Und Reden hält er – vor seinem Freund Kubizek. Nein, Freund kann man nicht sagen, denn das Gefühl der Freundschaft kannte Hitler wahrscheinlich nicht. Freundschaft ist nur möglich, wenn man von seinem Narzissmus etwas ablässt. Irgendwann ist das Geld alle und er stürzt ab, stürzt tief. Er wird zum Stadtstreicher, schläft im Freien oder schließlich im Asyl oder im Männerheim. Solche Abstürze wird es später weiter geben, aber – und das ist vielleicht seine größte psychische Leistung – er wird sich fast immer wieder davon erholen, und er wird manchmal sogar gestärkt daraus hervorgehen. Der letzte Absturz indes endet mit seinem Tod durch eigene Hand.

Es ist auch bemerkt worden, dass das Männerheim nicht nur Resultat der wirtschaftlichen Verhältnisse war, vielmehr einem einfachen möblierten Zimmer vom finanziellen Aufwand her vergleichbar. Es ist erklärbar, dass die Einwohner das auch nutzten, um nicht allein zu sein, um emotionalen Kontakt zu haben. Bei Hitler war das freilich etwas anders. Des emotionalen Kontakts weitgehend unkundig, stellte das Männerheim für ihn auch eine Bühne dar für die Selbstdarstellung in Form von flammenden Reden – das einzige, was er wirklich konnte, auch wenn uns das heute noch so skurril erscheinen mag.

Liebe und Freundschaft

Das ist ein sehr trauriges Kapitel. Man muss sagen, dass es Freundschaft und Liebe in Hitlers Leben nicht gab. Das ist nicht nur für ihn traurig – was uns relativ egal sein könnte. Sondern Freundschaft und Liebe hätten womöglich dazu führen können, dass er aus seiner extremen narzisstischen Vereinzelung herausgefunden hätte und womöglich nicht zum Großverbrecher geworden wäre. Aber es braucht eben für Liebe und Freundschaft gewisse Voraussetzungen. Ein nicht relativierter Narzissmus gehört nicht dazu. Andererseits könnten aber Freundschaft und Liebe dazu beitragen, doch ein wenig vom Narzissmus abzulassen.

Nur wenn es kein einziges Zugeständnis gibt, nicht die geringste Lücke, durch die ein anderer die Mauer des Narzissmus durchdringen kann, nur wenn gegen jeden solchen Versuch Misstrauen besteht, ist das nicht möglich. Gleichzeitig muss das die Hölle sein für den so extrem Vereinzelten. Kompensation kann darin bestehen, statt Freundschaft und Liebe Bewunderung zu erhalten. Eine primitive Abwehr der selbst empfundenen Hölle könnte sein, andere in die Hölle zu stürzen.

Die einzige Person, die dem Status eines Freundes vielleicht nahegekommen ist, ist sein Jugendfreund Kubizek.

Aber dieser selbst zweifelt daran. Vielmehr war er eher ein Ein-Mann-Publikum als ein Freund. In München belog ihn Hitler, indem er sagte, er studiere Kunst. Das konnte aber schlecht möglich sein, wenn er immer bis mittags im Bett lag und zudem nichts malte. Die Lüge kam heraus, und kurz darauf verließ Hitler Kubizek – er konnte wohl die Scham (wobei es sich um einen ausgesprochen narzisstischen Affekt handelt) nicht ertragen.

Es gibt auch nur wenige Männer, mit denen Hitler per Du stand – und von ihnen allen distanzierte er sich später irgendwie, sei es durch Rückkehr zum Sie, sei es durch Kontaktverweigerung oder sei es durch Mord, wie bei seinem Mitkämpfer der ersten Stunde, Röhm.

Diese Züge der totalen Angst vor Nähe finden wir schon früh und sie hat ihn sein Leben lang begleitet. Er mochte nicht berührt werden und er mochte nicht angesehen werden, denn das ist bereits ein Eindringen in den persönlichen, vom Narzissmus geschützten Bereich.

Offensichtlich hat er sich das aber angewöhnt, aber es ist etwas anderes, von 5000 Leuten bei einer Rede angesehen zu werden als von einem Menschen in einer eins-zu-eins-Situation. Für manche ist ersteres leichter, zum Beispiel für Natrium muriaticum. Zärtlichkeit und liebevolle Berührung blieben ihm aber immer unangenehm – und das konnte er auch nicht durch antrainiertes Verhalten kompensieren.

Mit Frauen war es am schlimmsten. Er war da unglaublich gehemmt, hölzern und voller Furcht. Das ist nicht nur in seiner Jugend so, wo das ja bis zu einem gewissen Grad normal ist, sondern das hielt eigentlich sein Leben lang an.

Sexualität jenseits von Masturbation gab es wahrscheinlich, wenn überhaupt, erst ziemlich spät. Das kann man natürlich gut rationalisieren, indem man meint, neben Vegetarismus, Nichtrauchen und Nichttrinken sei auch Abstinenz bis zum 25. Lebensjahre gesund und gut (wobei er allerdings dann in „Mein Kampf" auch wieder meint, eine frühe Ehe sei sehr gesund, weil sie Prostitution vermeide). Schönerer vertrat die These von der Gesundheit der langen sexuellen Abstinenz. Das passte gut zum jungen Hitler. Es sind aber doch wieder nur die sauren Trauben.

Ob man den mutmaßlichen einseitigen Kryptorchismus dafür verantwortlich machen kann, weiß ich nicht, Es könnte eher eine erlebte physische Minderwertigkeit sein, an der Hitler seine eigentlich in seiner narzisstischen Vereinsamung begründete Furcht rationalisieren konnte.

Dennoch gab es den einen oder anderen Lichtblick, auch wenn es ein Zwielicht ist, das uns da entgegenstrahlt. Es gab einmal in Linz ein Mädchen namens Stefanie Rabatsch, die er täglich beobachtete und umschwärmte.

Sie hat ihn nicht ein einziges Mal bewusst bemerkt. Kein einziges Wort fiel, kein einziger Annäherungsversuch fand statt.

Hitler hat Kubizek gegenüber bekannt, dass er sie liebe. Aber er könne sich ihr nicht vorstellen, da er doch noch keinen Beruf habe, eben noch nicht akademischer Maler sei.

Ok, eine solche Schüchternheit ist verständlich, aber bei Hitler ist es schon extrem.

Das Ganze nimmt aber den Charakter eines Wahns fast im Sinne des Clerambault-Syndroms an. Als sie bei einem öffentlichen Fest zufällig eine Blume in seine Richtung warf, war er überzeugt, sie hätte ihn erkannt und ihm auf diese Weise einen Liebesbeweis zukommen lassen. Das ist dann wirklich wahnhaft.

Statt des wirklichen Kontaktes wähnt Hitler eine telepathische Verbindungsaufnahme und meint, eines Tages könne er Stefanie gegenübertreten und in diesem Augenblick würde sich alles klären, denn zwischen so ungewöhnlichen Menschen wie ihm und Stefanie bräuchte es keine Worte, sondern nur die Intuition.

Freilich war es dann doch nicht so einfach, denn er hatte Grund zur Eifersucht. Das interpretierte er aber um, indem er meinte, Stefanie brauche eine Ablenkung, durch die sie ihre stürmischen Empfindungen für ihn verbergen könne. Gleichwohl ist so eine verrückte Rationalisierung natürlich nicht geeignet, die Liebesschmerzen zu lindern. Es blieb ihm schließlich als einzige Möglichkeit, wegzugehen.

Nun wird es aber Kubizek gegenüber sehr deutlich, dass er sich wahnhaft verstiegen hat.

Er beauftragt Kubizek, Stefanie, die natürlich sofort bemerken wird, dass Adolf nicht mehr da ist, eine Nachricht zu übermitteln: Er sei nach Wien gegangen, um dort das Studium der bildenden Kunst aufzunehmen, danach werde er auf Reisen gehen und nach insgesamt vier Jahren werde er zurückkehren und um ihre Hand anhalten. Das schrieb er auch an Stefanie, die aber überhaupt nicht wusste, was sie mit dem Brief anfangen sollte.

Und bekanntlich hat es ja mit dem Studium der Kunst nicht geklappt. Aber der Entwurf, zu lernen, dann auf Reisen zu gehen und dann zu heiraten, hat immer noch die Phantasie der Normalität: von der Psora – dem psorischen Narzissmus – über die Tuberkulinie zur Sykose). Hitlers Phantasie wird sich noch sehr weit von der Normalität entfernen.

Dennoch er hat es versucht. Mit der Phantasie, ein großer Künstler zu werden und sich dann Stefanie vorstellen zu können und sie schließlich zu heiraten. In „Mein Kampf" wird er beklagen, dass es für die Heirat für den Mann große Hürden gibt, und es solle sozial dafür gesorgt werden, dass eine frühe Heirat möglich ist. Das kann zwar womöglich richtig sein, aber es ist letzten Endes doch eine Rationalisierung seiner Furcht vor Nähe.

Man kann sagen, dass Stefanie großes Glück gehabt hat, denn unter den Frauen, die tatsächlich in Hitlers Nähe gelangt sind, ist die Quote an Suiziden oder Suizidversuchen erschreckend hoch.

Von einer zweiten platonischen ansatzweisen Beziehung wird noch berichtet. Dieses Mädchen bittet Hitler, ihr etwas zu zeichnen. Er zeichnet einen Germanen mit Schild und Schwert vor einer Eiche, in die die Zeichen „AH" geritzt sind. Das wird wohl auch ein Produkt seines Unbewussten gewesen sein.

Dann gibt es mehr oder weniger nichts. Keine Frauengeschichten, nun ja, mit 37 ein Kontakt zu einem Mädchen, der sich über deren Hunde herstellte. Außer einem Kuss, vereinzelten Begegnungen und der Überreichung von „Mein Kampf" scheint es keine enge Beziehung gewesen zu sein. Sie unternahm einen Selbstmordversuch durch Erhängen.

Dann kam Geli Raubal, Hitlers Nichte. Und sie zog tatsächlich 1928 – als er schon sehr bekannt war – zu ihm in seine große Wohnung in München. 1931 wurde sie dort tot aufgefunden, erschossen mit Hitlers Revolver. Suizid, sagt man. Was dazwischen lag, davon gibt es nicht viele Informationen. Sie wurde quasi gefangen gehalten.
Es gibt einen Bericht von Otto Strasser, mit dem Geli einmal ausgehen durfte, da sie gern zum Fasching wollte, Hitler aber solchen Vergnügungen gegenüber sehr abgeneigt war. Das war wirklich eine Ausnahmegenehmigung, die Hitler auch kurz zuvor zurückziehen wollte. Bei dieser Gelegenheit offenbarte sie sich. Zitat Strasser: (zit. n. MATUSSEK)

Auf der Höhe des chinesischen Turms setzte sie sich auf eine Bank und begann bitterlich zu weinen. Schließlich sagte sie mir, dass sie Hitler zwar liebe, aber dass sie es nicht mehr aushalten könne. Seine Eifersucht wäre noch nicht einmal das Schlimmste. Aber er verlange Dinge von ihr, die einfach ekelhaft seien, Sie hätte nie geahnt, dass es so etwas überhaupt gäbe, Als ich sie bat, sich doch auszusprechen, berichtete sie mir von Dingen, die ich bisher nur aus der Lektüre von Krafft-Ebings „Psychopathia sexualis" während meines Studiums kannte.

Es gibt dann doch detailliertere Aussagen von Strasser, also von einem Dritten, in denen neben sadomasochistischen Praktiken davon die Rede ist, dass sich Geli über sein Gesicht hocken musste, wobei er ihr Genitale genau betrachtete. Schließlich musste sie ihm ins Gesicht urinieren, was ihm Erregung verschaffte.
Wie gesagt, das kommt nicht nicht aus erster Hand. Ich erinnere aber daran, dass KERNBERG gerade diese sexuellen Praktiken bei seiner Darstellung der Borderline-Störung erwähnt.

Hitler soll den Verlust von Geli folgendermaßen kommentiert haben:

> *Bisher hatte ich noch Bindungen zur Welt, - offenbar hatte ich sie noch, ich wußte es gar nicht. Jetzt bin ich frei, innerlich und äußerlich. Vielleicht hat es so sein sollen. Jetzt gehöre ich nur noch dem deutschen Volk und meiner Aufgabe. - Die arme Geli! Sie hat sich dafür opfern müssen.*

Ein grandioser Umbau eines Suizids aus Verzweiflung in ein Opfer an den Führer! Übrigens hat Hitler keine Grabstätte bezahlt, so dass sie im Massengrab liegt.

Über Sadomasochismus, insbesondere sexuellen Masochismus liegen noch weitere Berichte vor, die aber ebenfalls nicht aus erster Hand stammen.
Es scheint aber so zu sein, dass Hitler erst jetzt, als er der Führer ist, seine Sexualität - wie immer sie auch geartet sein mag - vielleicht manchmal ausleben kann. Aber man weiß wieder einmal nichts sicher. Und auch die Selbstmordhypothese wird verschiedentlich angezweifelt.

Ja, und dann gab es natürlich Eva Braun. Aber um eine Liebesbeziehung scheint es sich da nicht gehandelt zu haben. Er behandelte sie kühl, eher wie jemanden vom Personal. Sie selbst sagte, als Mann hätte sie gar nichts von ihm. Einerseits hat er sie verheimlicht, andererseits hat er sie vollkommen dominiert und ihr alle Vergnügungen verboten. Dass er sie dann doch heiratet und am nächsten Tag tötet (ob man von einem gemeinsamen Suizid sprechen kann, wage ich zu bezweifeln), ist für mich der Gipfel von Gemeinheit in den persönlichen Beziehungen. Er hätte sie auch einfach aus dem Führerbunker entlassen können.

FREUD hat einmal gesagt, gesund sei, wer lieben und arbeiten könne. Hinsichtlich des Arbeitens gab es bei Hitler ziemliche Defizite, seine Liebesfähigkeit mag in der Jugend in Ansätzen vorhanden sein, die Liebesfähigkeit des Führers ist gleich Null. In FREUDS Sinne ist er damit psychisch krank, welche Diagnose man auch immer stellen will.

Natürlich kann er das auch wieder damit rationalisieren, dass seine Mission nicht zulässt, dass es überhaupt noch Privates gibt, dass Deutschland seine Braut ist. Die Wahrheit ist aber das vollkommene Versagen in persönlichen Beziehungen.

Nun stellt sich abermals die Frage, wieso Hitler eine derartige Anziehungskraft haben konnte, auch in erotischer Hinsicht. Man sieht bei seinen Auftritten kreischende hysterische Mädchen und Frauen, wie es danach erst wieder die Beatles erreicht haben.
Ich will hierzu einen Bericht einer Frau wiedergeben, die mit anderen am Obersalzberg auf das Kommen des Führers wartet:

Wie aber die fünfte Stunde unserer Wartezeit um ist, frieren wir nicht mehr, noch spüren wir die Müdigkeit, denn es ist nur eine einzige, große, spannungsvolle Erwartung in uns. Und jetzt - jetzt wird es wirklich geschehen! Die lauten Stimmen verstummen jäh. Es sind Lichter erschienen am dunklen Hang, langsam nähern sie sich. Da bricht der Jubel los. Heil, Heil, Heil immer wieder in die Finsternis hinein. Und dann ist er plötzlich bei uns am Tor, ganz nahe bei uns, der uns tausendfach Bekannte. Es ist keine Scheu, aber auch kein lautes Wort - nur ein glückseliges Herzu-drängen. Hände streben ihm entgegen über den Lattenzaun. Er sieht uns an und heißt uns willkommen mit seinem Lächeln und ergreift jede Hand. Jetzt spüre ich den warmen, festen Druck. Das helle, uns vertrauteste Gesicht ist auf uns gerichtet. Da sind wir es inne: Es ist der Füh-

rer. Er erhebt die Rechte zum Gruß - und langsam rück-
wärtsschreitend verschwindet er im Dunkel. Und dann
geht alles unter in einem Bewusstsein: Du bist bei uns, du
kennst einen jeden von uns, du hast uns lieb, du bist der
Ruf zur Erfüllung unseres Daseins.

Das ist die Verehrung eines Messias, der ein großes Heilsverspre-
chen gegeben hat: Befreiung.
Ich erinnere an die Beatles, die ebenfalls mit Befreiung zu tun hatten, Befreiung vom kleinbürgerlichen Mief. Und man erinnere sich
an Charles Manson, seine wahnhafte Verehrung der Beatles und
die Verehrung, die ihm selbst entgegengebracht wurde.
Ein Messias ist aber jenseits des Menschlichen. Menschen machen
Fehler, Menschen sind unvollkommen. Ein Messias ist ein ganz
anderes Wesen, dem man Verehrung entgegenbringt, das man
anbetet.
MATUSSEK kennt das Phänomen:

> *Je unpersönlicher, schematischer eine Ikone gemalt ist,*
> *desto besser eignet sie sich als Gegenstand der Devotion;*
> *in ihrer Ferne vom empirisch-individuellen Lebensaus-*
> *druck setzt sie beim Betrachter imaginative Energien frei,*
> *die ihre Leerstellen mit eigenen Sehnsuchtsphantasien be-*
> *setzen.*

Nehmen wir als Beispiel mein Lieblingsbild von Cranach: Christus
und Maria. Dieses Bild eignet sich wenig zur Anbetung, denn hier
sind zwei Menschen abgebildet, die mehr oder weniger so sind wie
wir. Vollkommen Mensch, unvollkommene Menschen.
Hitler ist schlechterdings in der Reflexion kein Mensch mehr, sondern Messias. Göring sagte: "Nicht ich lebe, sondern der Führer
lebt in mir" – in direkter Anlehnung an Gal. 2,20, nur dass "Christus" durch Hitler ersetzt wurde.

Und wenn uns ein solcher Messias entgegentritt, sind hysterische
Ausbrüche natürlich vorprogrammiert. Das Problem dabei ist nur,
dass es sich nicht um den Messias handelte, sondern eher um sein
Gegenteil. Hier die Repertorisation dieses Aspektes:

1	Gemüt - Angesehen, angeblickt zu werden - erträgt es nicht, angesehen zu werden	47
2	Gemüt - Berührtwerden - Abneigung berührt zu werden	84
3	Gemüt - Ehrfurcht, Bewunderung	18
4	Gemüt - Eifersucht	87
5	Gemüt - Erotisch	83
6	Gemüt - Furcht - Frauen; vor	6
7	Gemüt - Liebe - liebeskrank	6
8	Gemüt - Liebe - Perversion; sexuelle	28
9	Gemüt - Liebkost zu werden; Liebkosungen - Abneigung, liebkost, gestreichelt zu werden	10
10	Gemüt - Lügner	33
11	Gemüt - Masochismus	5
12	Gemüt - Wahnideen - Christus; er sei	4
13	Gemüt - Wahnideen - Ehe - schließen, heiraten; würde bald die Ehe	1
14	Gemüt - Wahnideen - Feind - umgeben von Feinden	11

	lyc.	verat.	merc.	nux-v.	nat-m.	stram.	puls.	sulph.	ant-c.	hyos.
	8/11	7/12	7/9	6/10	6/9	6/8	6/7	6/6	5/11	5/10
1	1	-	1	1	2	1	1	1	2	-
2	1	1	1	1	2	1	-	1	3	-
3	1	1	-	-	-	1	1	1	-	1
4	1	1	1	3	1	2	2	1	-	4
5	2	3	2	3	2	2	1	1	2	2
6	2	-	-	-	-	-	1	-	-	-
7	-	-	-	-	-	-	-	-	2	-

8	2	-	1	1	-	1	-	-	-	2
9	-	-	-	-	-	-	-	-	2	-
10	1	2	1	1	1	-	1	1	-	-
11	-	-	-	-	1	-	-	-	-	-
12	-	3	-	-	-	-	-	-	-	-
13	-	-	-	-	-	-	-	-	-	1
14	-	1	2	-	-	-	-	-	-	-

Hier finden wir endlich einmal einen gesunden Anteil: Das Verliebtsein in Stefanie Rabatsch. Wir sehen das "romantische" Mittel Antimonium crudum unter den ersten zehn Mitteln. Aber auch das ist nicht wirklich gesund, denn es wird durch die Natriummuriatucum[8]- und Lycopodium-Anteile durchkreuzt. Das zweite Pathologische ist der Liebeswahn, der in erster Linie Hyoscyamus zuzuordnen ist (auch wenn das Mittel erst an 13. Stelle erscheint). Die Mittel, die hier stehen, sind zum großen Teil schon aus vorhergehenden Repertorisationen bekannt.

Homosexualität

Auch diese Hypothese gibt es, obwohl rein gar nichts darüber bekannt ist, dass er etwa entsprechende sexuelle Beziehungen eingegangen ist. Es müsste also eine latente, nicht körperlich verwirklichte Homosexualität sein.
Auf den ersten Blick denkt man nicht, dass das stimmen könnte, aber es gibt bekanntlich ein Spektrum von Erscheinungsweisen, die Homosexuelle haben können, das von einem ausgesprochen femininen Verhalten über die äußerliche Ununterscheidbarkeit von nicht-Schwulen bis hin bis zur ausgesprochenen Betonung von Männlichkeit reicht.
Ich zitiere einmal wieder "Mein Kampf":

---

[8] Man bedenke dabei auch, dass Natrium muriaticum eines der führenden Mittel in der Rubrik "Hass" ist. Zur Zeit ist Hitlers Hass aber noch weitgehend still, was sich ändern wird.

Als höchstes Verdienst aber muß dem Heere des alten Rei-
ches angerechnet werden, daß es in einer Zeit der allge-
meinen Majorisierung der Köpfe die Köpfe über die
Majorität stellte. Das Heer hielt gegenüber dem jüdisch-
demokratischen Gedanken einer blinden Anbetung der
Zahl den Glauben an die Persönlichkeit hoch.

Man höre und staune: Das Heer hielt den Gedanken an die Persönlichkeit hoch. Ich dachte immer, es sei eher zur Vernichtung der
Persönlichkeit des Einzelnen geeignet und gedacht. Aber lesen wir
weiter.

So erzog es denn auch das, was die neuere Zeit am nötigs-
ten brauchte: Männer. - Im Sumpfe einer allgemein um
sich greifenden Verweichlichung und Verweibung schos-
sen aus den Reihen des Heeres alljährlich dreihundert-
fünfzigtausend kraftstrotzende junge Männer heraus, die
in zweijähriger Ausbildung die Weichheit der Jugend ver-
loren und stahlharte Körper gewonnen hatten. Der junge
Mensch aber, der während dieser Zeit Gehorchen übte,
konnte darauf Befehlen lernen. Am Tritt schon erkannte
man den gedienten Soldaten.

Man bedenke nebenher, dass hier in keiner Weise von Persönlichkeiten die Rede ist, sondern eben von der Zahl, wobei er eigentlich
den Juden die Affinität zur Zahl zuschreibt
Männer. Und Männer unter sich. Starke Männer, nicht verweich-
lichte und nicht verweiblichte Männer. Das ist die Kaserne, der
Wehrdienst und der Krieg, die vornehmste Aufgabe des echten
Mannes.

Thomas MANN meint, dass die Homosexualität wesentlich zur Bewegung, zum Kriegertum, ja, zum Deutschtum gehöre. Das Ka-
schieren der Homosexualität sei das Verleugnen einer der
Wesentlichkeiten des Nationalsozialismus.

Man muss damit nicht praktizierte Homosexualität meinen, sondern vielleicht eher gerade die verdrängte, die sich in Homophilie,

Homoerotik, aber auch Homophobie ausdrückt. Die Welt der Männerbünde, in denen der Sohngeliebte endlich von der Mutter getrennt wird und lernt, ein Mann zu sein. Ich möchte nicht falsch verstanden werden: Tatsächlich meine ich, dass eine solche Ablösung sehr wichtig ist, weil sie zur persönlichen Entwicklung beiträgt. Die gemischte Peer-Gruppe, aus der sich dann Freunde und natürlich das fremde Mädchen oder auch der fremde Junge, in das oder den man sich verliebt, herauskristallisieren, ist aus meiner Sicht das Ideal

Und genau an diese Stelle tritt der Männerbund der Wehrpflicht mit seiner pervers homoerotischen Atmosphäre. Oder sollte man Pseudo-Männerbund sagen?

Um das klar zu sagen: Ich meine nicht Schwule, denn Schwulsein ist nicht pervers, sondern ich meine mit pervers-homoerotisch die gefühlsmäßige und geistige Massen-Vergewaltigung junger Männer, die eigentlich etwas ganz anderes wollen. Das muss ich aber auch gleich wieder relativieren, auch eine gleichgeschlechtliche Peer-Gruppe ist als Übergangsphänomen völlig in Ordnung. Man kann das aber wunderbar missbrauchen. Darum geht es mir. Und das ist m.E. passiert.

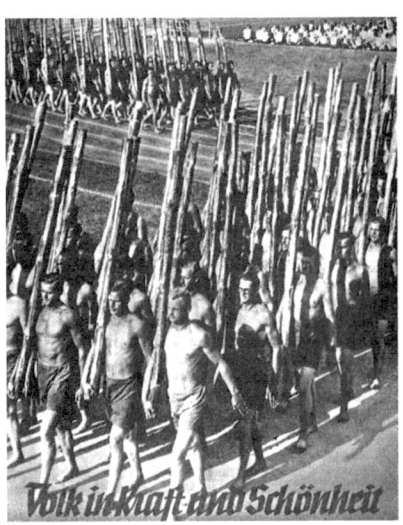

Möglichst kurze Hosen, möglichst freier Oberkörper, Gehen im Gleichschritt, gemeinsames Arbeiten, gemeinsames Duschen...

Man muss wirklich nicht FREUD bemühen, um die Baumstämme, die diese MÄNNER da tragen, eindeutig als phallische Symbole zu deuten. Ich denke, da ist nun wirklich kein Irrtum möglich. Man sollte sich in diesem Zusammenhang die erste Szene vom „Großen Diktator" ansehen.

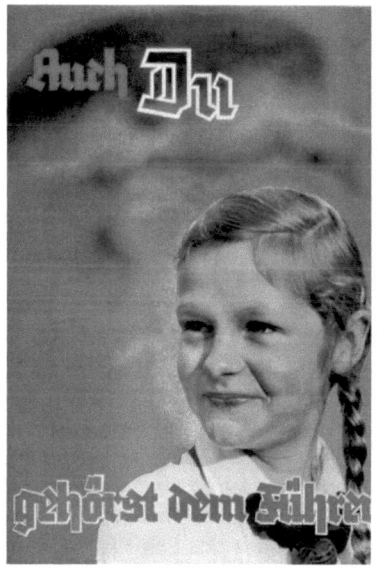

Ich habe die Mädchen hier zunächst ausgespart, denn sie waren dem "Führer" eigentlich nicht wichtig. Sie sollten natürlich auf ihre Mutterrolle vorbereitet werden, damit sie dem "Führer" neue Jungen gebären können. Dass da eine Art Zucht geplant war, ist bekannt, um das Blut rein zu halten und um die besten "Exemplare" zur Fortpflanzung auszuwählen.

Aber ich muss ein wenig zur Biografie zurückkommen:

Der erste Weltkrieg

Kommen wir also noch einmal zurück zu Hitler in Wien. Er war schließlich ganz unten. Es gibt zweierlei, was ihn rettete:
Zum einen ist das die Übersiedlung nach München – wahrscheinlich ist das deswegen möglich gewesen, weil er eine weitere Tranche seines Erbes erhielt. Dort versuchte er weiter, vom Postkartenverkauf zu leben, was recht und schlecht gelang.
Er selbst stellt diese Übersiedlung als Hinwendung zu Deutschland dar, nachdem er Österreich als ein Land empfand, in dem die Vielheit der Völker das Deutsche an seiner Entfaltung hinderte. Wahrscheinlich gab es aber noch ein anderes Motiv: die Flucht vor dem Wehrdienst.
Man kann das als Feigheit bezeichnen, aber das scheint nicht ganz richtig zu sein. Vielmehr spielte wohl doch seine Überzeugung eine gewisse Rolle, denn der Vorwurf der Feigheit als solcher kann eindeutig dadurch entkräftet werden, dass er sich beim Ausbruch des

ersten Weltkrieges freiwillig meldete, als Ausländer sogar genommen wurde, als Meldegänger tätig war – eine gefährliche Aufgabe – und dass er für seinen Mut auch ausgezeichnet wurde.

Einmal davon abgesehen, dass ich persönlich die Verweigerung des Wehrdienstes auf keinen Fall als Feigheit bezeichnen würde...

In der Tat ist der erste Weltkrieg der zweite Umstand, der ihn schließlich rettete – davor rettete, dass er nach ganz unten verschwindet. Es scheint ja für ihn nur ganz oben oder ganz unten gegeben zu haben. Lassen wir ihn einmal wieder selbst zu Wort kommen, vom Beginn seines Kriegseinsatzes.

Und dann kommt eine feuchte, kalte Nacht in Flandern, durch die wir schweigend marschieren, und als der Tag sich dann aus den Nebeln zu lösen beginnt, da zischt plötzlich ein eiserner Gruß über unsere Köpfe uns entgegen und schlägt in scharfem Knall die kleinen Kugeln zwischen unsere Reihen, den nassen Boden aufpeitschend; ehe aber die kleine Wolke sich noch verzogen, dröhnt aus zweihundert Kehlen dem ersten Boten des Todes das erste Hurra entgegen. Dann aber begann es zu knattern und zu dröhnen, zu singen und zu heulen, und mit fiebrigen Augen zog es nun jeden nach vorne, immer schneller, bis plötzlich über Rübenfelder und Hecken hinweg der Kampf einsetzte, der Kampf Mann gegen Mann. Aus der Ferne aber drangen die Klänge eines Liedes an unser Ohr und kamen immer näher und näher, sprangen über von Kompanie zu Kompanie, und da, als der Tod gerade geschäftig hineingriff in unsere Reihen, da erreichte das Lied auch uns, und wir gaben es nun wieder weiter: Deutschland, Deutschland über alles, über alles in der Welt!
[...]
Nach vier Tagen kehrten wir zurück. Selbst der Tritt war jetzt anders geworden. Siebzehnjährige Knaben sahen nun Männern ähnlich.
[...]
Die Freiwilligen des Regiments List hatten vielleicht nicht recht kämpfen gelernt, allein zu sterben wußten sie wie alte Soldaten.

Ich habe schon erwähnt, dass Erich FROMM meint, Hitler habe einen nekrophilen Charakter.
Für ihn war möglicherweise der Weltkrieg die beste Zeit seines Lebens.
Nur 30 % der Soldaten in seinem Regiment überlebten. Auch Hitler wird verwundet.

Senfgas und Pasewalk

Es ist nun an der Zeit, über eine Episode zu berichten, die mir aus homöopathischer Sicht nicht unwichtig erscheint.

Im Oktober 1918 wird Hitler durch Senfgas (Schwefel-Lost) verwundet. Offenbar durch eine niedrige Konzentration, aber seine Augen schwellen zu und er ist dadurch blind. Er wird nach Pasewalk ins Lazarett eingewiesen. Die Krankheit nimmt den üblichen Verlauf (wenn, wie zu vermuten ist, nur eine sehr schwache Vergiftung vorlag, ansonsten gäbe es schwere Verätzungen, die sicher nicht vorlagen); nach einigen Tagen oder Wochen bessert sich das Sehvermögen wieder.
Dann aber erfährt er von der Revolution – falls man sie so nennen will – und vom Ende des Krieges. Das ist für Hitler ein schwerer Schlag. Er ist vollkommen verzweifelt. Und es gibt noch ein Symptom:

> *Während es mir um die Augen wieder schwarz ward, tastete und taumelte ich zum Schlafsaal zurück und grub den brennenden Kopf in Decke und Kissen.*

Diese erneute Blindheit hat mit dem Senfgas nichts mehr zu tun. Es ist zweifellos eine psychogene Blindheit. Man kann sich fragen, ob nicht schon die erste Blindheit psychogen war. Das versucht WEIß deutlich zu machen.
Im Repertorium finden wir "*Sehen - Verlust des Sehvermögens - plötzlich*" und "*... hysterisch*". Es gibt daneben noch zwei eventuell verwendbare Gemütsrubriken: "*täuscht Blindheit vor*" und "*Wahnidee - blind zu sein*", die es wohl beide nicht ganz treffen, aber am meisten in die Nähe kommen.

Das trifft sich zum Teil mit der Meinung des Arztes, der Hitler damals behandelte. Forster. Dieser war der Meinung, dass hysterische Symptome prinzipiell vorgetäuscht seien, um damit etwas zu erreichen, im Falle der Kriegsneurosen – z.B. der Zitterer – natürlich den Heimatschein. Ganz unrecht hat er damit vielleicht nicht. Zwar sind die Gründe für die hysterischen Symptome unbewusst, aber sie sind doch gleichzeitig sehr bewusstseinsnah, so dass es manchmal Ahnungen vom inneren Zusammenhang der Symptome gibt. In der Nähe von Simulation ist das wohl angesiedelt, aber es ist natürlich keine, denn Simulation ist bewusst.

Es wird oft gemeint, dass Hitler in der Zeit darauf so etwas wie ein Erweckungserlebnis hatte, das ihm seine Mission auferlegte: diese Schande zu beseitigen und zu rächen. Es wird auch manchmal behauptet, sein Arzt habe ihm in der Hypnose diese Mission suggeriert, um ihn von der hysterischen Blindheit zu heilen. Man muss jedoch dazu sagen, dass die Faktenlage hierzu recht dürftig ist: Die Informationen stammen aus einem Roman von WEISS, der behauptet, er habe die Informationen, die er in diesem Roman wiedergibt, von Forster. Aber es bleibt natürlich ein Roman. Ich finde ihn übrigens fürchterlich, aber er wird hoch gelobt.

Das Erweckungserlebnis selbst ist auch nicht eindeutig. Jedenfalls schreibt er in „Mein Kampf" in diesem Zusammenhang nur die Worte *Ich aber beschloß, Politiker zu werden.*
Es gibt eine Stelle in „Mein Kampf", die in Zusammenhang mit einem solchen Erweckungserlebnis gebracht werden könnte.

So wie im täglichen Leben das sogenannte Genie eines besonderen Anlasses, ja oft eines förmlichen Anstoßes bedarf, um zum Leuchten gebracht zu werden, so im Völkerleben auch die geniale Rasse.
Im Einerlei des Alltags pflegen oft auch bedeutende Menschen unbedeutend zu erscheinen und kaum über den Durchschnitt ihrer Umgebung herauszuragen; sobald jedoch eine Lage an sie herantritt, in der andere verzagen oder irre würden, wächst aus diesem unscheinbaren Durchschnittskind die geniale Natur ersichtlich empor,

nicht selten zum Erstaunen aller derjenigen, die es bisher in der Kleinheit des bürgerlichen Lebens sahen.

Ich halte es auch für wahrscheinlich, dass Hitler hier von sich selbst spricht – allerdings steht das nicht in Zusammenhang mit dem Erlebnis von Pasewalk. Dort war er einfach nur verzweifelt, wie er berichtet. Der Entschluss, Politiker zu werden – wenn er denn wirklich damals gefallen sein sollte – erscheint ziemlich ohne Zusammenhang zu dem, was ihm passiert ist.

Es kann aber sein, dass Hitler diesen Zusammenbruch durch eine Phantasie kompensieren wollte. Wann das geschah, ist allerdings vollkommen unklar, denn die Berichte darüber setzen, wie BINION recherchiert hat, erst 1921 oder 1922 ein.

Dieser früheste Bericht lautet wie folgt, ist aber erst 1939 aufgezeichnet (BINION S. 178):

> *Mit einfachen Worten erzählte er (Hitler) mir einmal, wie der göttliche Auftrag zu ihm kam. Es war genau bei Kriegsende im November 1918, als er, nach einem Gasangriff erblindet, im Pasewalker Lazarett lag.*
> *„Und als ich dort lag, überkam es mich, daß ich das deutsche Volk befreien und Deutschland groß machen würde.*

Es gibt ein paar Stellen mehr, die BINION ausgegraben hat und die nicht mit WEIß' Roman in Zusammenhang stehen, in denen von einer entsprechenden Vision oder gar einer ekstatischen Vision die Rede ist.

Ich frage mich, wieso Hitler davon in „Mein Kampf" nichts geschrieben hat.

Mir scheint – und das ist sehr hypothetisch –, dass bei aller Irrationalität und bei allem Wahnsinn, den wir heute in „Mein Kampf" sehen, Hitler selbst sich als rationalen und objektiven Geist darstellen wollte. Ein Beispiel ist, dass er den *Antisemitismus des Gefühls* dem *Antisemitismus der Vernunft* gegenüberstellte und sich als Vertreter das zweiten gesehen hat. Ein Erweckungserlebnis hat da keinen Platz, sondern er schildert vielmehr folgerichtig seine Entwicklung und sein Ringen um die richtige Einstellung.

Die Berichte über die Vision stammen hingegen alle aus persönlichen Mitteilungen. Dann wäre „Mein Kampf" der angestrengte Versuch, sich als vernünftigen Menschen darzustellen, so zu tun, als könne er seinen mörderischen Narzissmus relativieren.

Homöopathisch würde ich wahrscheinlich tatsächlich die Rubriken über Visionen verwenden und die Wahnidee, er stehe unter einem großen Einfluss.
Man kann sich an dieser Stelle weiter fragen, ob es noch die Wahnidee, er sei von göttlicher Natur, gab.
Ich erwähnte schon den Satz von Göring:

Nicht ich lebe, sondern Hitler lebt in mir.

Hierzu gibt es noch Ergänzungen:

- Hitler selbst hat auf einer Weihnachtsfeier gesagt, er wolle das zu Ende führen, was Christus angefangen hat.

- Der Völkische Beobachter kommentiert in Bezug auf ein vorausgehendes Laienspiel:

Der aufgehende Stern in der Weihnachtsnacht deutete auf den Erlöser, der sich nun teilende Vorhang zeigte den neuen Erlöser, den Erretter des deutschen Volkes aus Schande und Not - unseren Führer Adolf Hitler. (zit.n.FEST)

- An anderer Stelle betont Hitler selbst den quasi-religiösen Charakter der Bewegung, indem er das Parteiprogramm von 1920 als *Gründungsurkunde unserer Religion, unserer Weltanschauung* bezeichnet. (zit.n. FEST)

- Und schließlich gibt es noch die Stelle (12.9.36) in einer Rede (zit.n.HILLEBRECHT 190): *Das ist ein Wunder, daß Ihr mich gefunden habt unter so vielen Millionen.*
Das kann man in Bezug zu Johannes 1,45 setzen: *Wir haben den gefunden, von welchem Moses im Gesetz und die Propheten geschrieben haben: Jesum, Josephs Sohn von Nazareth.*

- Als letzten Beleg für die Wahnidee, von Gott geschickt zu sein, möchte ich erwähnen, dass er bestimmt hatte, nach seinem Tode hätte ein Konklave stattzufinden, welches den neuen Führer wählt. Ein Versuch, das zu repertorisieren:

1	Gemüt - Beschwerden durch - Enttäuschung	53
2	Gemüt - Beschwerden durch - Verletzungen, Unfälle; Gemütssymptome durch	16
3	Gemüt - Verzweiflung	253
4	Gemüt - Wahnideen - blind; er wäre	5
5	Gemüt - Wahnideen - Einfluß; er stehe unter einem mächtigen	17
6	Gemüt - Wahnideen - Gott - Verbindung mit Gott; er stehe in	6
7	Gemüt - Wahnideen - Visionen, hat	130
8	Sehen - Verlust des Sehvermögens - hysterisch	4

	stram.	verat.	hyos.	lach.	lyc.	bell.	carc.	sep.	phos.	plat.
	6/9	6/8	5/7	4/8	4/7	4/6	4/5	4/5	4/4	4/4
1	-	1	1	2	2	1	1	1	1	1
2	1	-	-	-	1	-	1	-	-	-
3	2	3	1	2	3	1	2	2	1	1
4	1	1	1	-	-	1	-	-	-	-
5	2	1	2	2	-	-	1	-	-	-
6	1	1	-	-	-	-	-	-	-	-
7	2	1	2	2	1	3	-	1	1	1
8	-	-	-	-	-	-	-	1	1	1

Wir sehen wieder die Nachtschattengewächse, Veratrum und Platin unter den ersten zehn Mitteln. Carcinosinum ist bei seiner Vergangenheit natürlich immer gegenwärtig, aber jetzt nicht aktuell.

Wagner

Bei dieser Gelegenheit muss ein anderes "Erweckungserlebnis" erwähnt werden (und damit gehe ich zeitlich wieder zurück in die Wiener Zeit). Hitler sah und hörte (unter anderem) WAGNERs Oper "Rienzi".

Wie er Kubizek gesteht – in einem Zustand höchster Erregung – ist durch „Rienzi" der *Anfang von allem* in ihm gesetzt worden.

Man muss sich vergegenwärtigen, dass Hitler einen pathologisch-narzisstischen Charakter hat, aber zu dieser Zeit in Wien ein wirklich kleines Licht ist. Das geht schwer zusammen. Das ist eine fortlaufende Kränkung.

Und dann diese Oper! Hitler war wohl inhaltlich wie musikalisch fasziniert. Die Ouvertüre wurde bei den "Reichsparteitagen" als Eröffnungsmusik gespielt. Wenn ich mir vorstelle, dass tausende strammstehen und den rechten Arm hochhalten zu dieser Musik, dann muss ich anerkennen, dass das wirklich ein verbindendes Erlebnis sein kann. Aber gleichzeitig wird mir übel. Ich würde jedenfalls eine andere Musik wählen, vielleicht Mozart oder die Rolling Stones. Aber es besteht nicht die geringste Chance, dass ich einmal einen Parteitag ausrichten könnte und wollte.

Aber inhaltlich wird er sich auch angezogen gefühlt haben. Genau heißt die Oper "Rienzi, der letzte der Tribunen". Es kann durchaus sein, dass sich Hitler in Rienzi wiedererkennen wollte, denn er begann ja als Protestler gegen die existierende Gesellschaft und den Parlamentarismus, die gewiss Fehler hatten und irgendwie in Erstarrung begriffen waren. Seine Idee war die Reinigung und Belebung durch eine große Persönlichkeit (durch ihn) – eben das "Führer"-Prinzip. Und es stimmt dann auch tatsächlich: Wie bei Rienzi gibt es die Phase des Aufstiegs zum Volkstribun (so sah er sich wohl zumindest anfangs selbst) bzw. "Führer" und danach den Abstieg ins Nichts.

Psychologisch betrachtet könnte man bei dieser Rienzi-Identifizierung von einem ins Phantastische gerichteten positiven

Narzissmus als Kompensation des erlittenen negativen Narzissmus sprechen. Gleichzeitig identifiziert er sich mit Rienzis Schöpfer, WAGNER.

Nach dem ersten Weltkrieg

Ich erwähnte bereits die Verzweiflung Hitlers (jedenfalls schreibt er davon) beim Ende des Weltkriegs durch die Kapitulation Deutschlands. Damit war er durchaus nicht allein. Seine Schlussfolgerung daraus ist (nachdem er *entsetzliche Tage und böse Nächte* erlebt hatte):

> *In den Tagen darauf wurde mir auch mein Schicksal bewusst. Ich musste nun lachen bei dem Gedanken an meine eigene Zukunft, die mir vor kurzer Zeit noch so bittere Sorgen bereitet hatte.* [...]
> *Kaiser Wilhelm II hatte als erster deutscher Kaiser den Führern des Marxismus die Hand zur Versöhnung gereicht, ohne zu ahnen, dass Schurken keine Ehre besitzen* [...]
> *Mit den Juden gibt es kein Paktieren, sondern nur das Entweder-Oder.* [...]
> *Ich aber beschloss, Politiker zu werden.*

Ich denke, dass man hier von einer sachlichen Richtigstellung absehen kann.

Zunächst einmal spricht aus diesen Zeilen – wenn wir sie denn so, wie sie dastehen, als bare Münze nehmen – die unglaubliche Fähigkeit Hitlers, aus einer Niederlage neue Kraft und neue Größenvorstellungen zu gewinnen. Man könnte fast von einer Abwehr durch Verkehrung ins Gegenteil sprechen.

Ein zweiter Abwehrmechanismus ist ebenfalls nachzuweisen: Während in Wirklichkeit die Kräfteverteilung während und nach dem ersten Weltkrieg recht kompliziert war, projiziert Hitler die Schande der deutschen Niederlage auf die Marxisten und die Juden. Die sind an allem schuld. Und sowieso sind Marxisten und Juden dasselbe. Eine grandiose Vereinfachung zur Schaffung einer Projektionsfläche.

Und nur nebenher bemerkt: Wer meint, dass es mit den Juden (oder welcher Gruppe auch immer) kein Paktieren gibt, sondern nur das Entweder-Oder, der hat schlechte Voraussetzungen für den Beruf des Politikers, denn Politik ist die Kunst des Kompromisses und der Verträge, möglichst zum Vorteil aller. Ich denke, Politiker ist Hitler nie gewesen.

Aber auch die Realisierung dessen, was Hitler unter Politik verstand, lässt eine ganze Zeit auf sich warten.

> *In dieser Zeit jagten in meinem Kopfe endlose Pläne einander. Tagelang überlegte ich, was man nur überhaupt tun könne, allein immer war das Ende jeder Erwägung die nüchterne Feststellung, daß ich als Namenloser selbst die geringste Voraussetzung zum zweckmäßigen Handeln nicht besaß.*

Er bleibt deswegen in der militärischen Hierarchie, weil die ihm Orientierung und Halt bietet.

Nicht nur Hitler ist orientierungslos, sondern seine Zeit ist orientierungslos. Die einen wollen die Revolution fortführen und zu einer wirklichen machen, die anderen hegen restaurative Gedanken. Allein in München gibt es an die 50 politische Vereine. Aber Angst und Wut sind dabei die vorherrschenden Gefühle: Angst vor der Revolution – vor den "roten Horden" – und Wut auf Versailles. Beides empfindet auch Hitler, und insbesondere Hass und Angst in Richtung der Bolschewiken ist wichtig für den Zusammenhalt des frühen Nationalsozialismus.

Erstmals kehrt sich auch der Fortschrittsglaube um in Angst: Angst davor, dass man sich als ein Rädchen wiederfindet in einem Industriesystem, ohne Individualität und ohne Kultur. Man bekommt Angst vor der Verstädterung und es gibt eine neue Bewegung „zurück zur Natur", aber auch zurück zu Treue und Gottesgnadentum und Vaterlandsliebe, wie FEST formuliert. Fritz LANG beginnt 1925 mit den Dreharbeiten zu „Metropolis" und dort wird der Mensch als Rädchen gezeigt.

Natürlich gibt es auch Neues, es gibt unglaubliche Entwicklungen in der Kunst, es gibt Vergnügungen, es gibt Foxtrott, Charleston und die Aufweichung sexueller Einschränkungen. Eben das wird aber von anderen Kreisen als äußerst gefährlich eingestuft und mit „Kulturbolschewismus" in Verbindung gebracht. Später wird manches davon als entartete Kunst bezeichnet werden.

Romantische Rückbesinnungen waren an der Tagesordnung. WAGNER meinte schon, den Deutschen ihren Mythos schreiben zu müssen. Der Ring des Nibelungen, Tannhäuser, Parsifal sind die Produkte – aber eben auch Rienzi. Nun gut, WAGNER ist 1918 allerdings schon 35 Jahre tot, wirkt aber weiter.

Angst, Furcht

Auch Hitler teilt alle diese Vorbehalte seiner Zeit, auch gegen die Industrie und das Kapital. Und was Vergnügen ist, weiß er ohnehin nicht. Stattdessen schreibt FEST von seiner Angst, die in allem verborgen lauerte und fast kosmische Dimensionen hatte.

Ich will da noch ein bisschen weiter zitieren, was FEST zu dieser Angst schreibt, wobei er verschiedene Aussagen zusammenfasst:

> *Seine ständige Angst vor der Berührung durch fremde Menschen ist darin ebenso begründet wie sein extremes Mißtrauen oder sein später zusehends stärker hervortretender Waschzwang.*
> *Dem gleichen Komplex entstammen seine, wie wir hören, oftmals geäußerte Sorge vor geschlechtlicher Infektion sowie vor Ansteckung überhaupt. Die Mikroben stürzen sich auf mich", so wußte er.*
> *Er war beherrscht von der Überfremdungsangst des österreichischen Alldeutschen vor der heuschreckenartigen Zuwanderung russischer und polnischer Juden, vor der Vern"iggerung des deutschen Menschen, vor dessen Vertreibung aus Deutschland und schließlich seiner Ausrottung. Im völkischen Beobachter ließ er ein angeblich französisches Soldatengedicht abdrucken, das die refrainartige Zeile enthielt: Deutsche, wir werden eure Töchter besitzen.*
> *Doch ging die Beunruhigung auch von der amerikanischen Technik aus und von der wachsenden Geburtenrate*

der Slaven, von der Großstadt, der ebenso schrankenlosen wie schädlichen Industrialisierung, der Verwirtschaftlichung der Nation, den anonymen Aktiengesellschaften, vom Morast der großstädtischen Vergnügungskultur, sowie von der modernen Kunst, die durch blaue Wiesen und grüne Himmel die Seele des Volkes töten wolle. Wohin er auch blickte, entdeckte er die Verfallserscheinungen einer langsam faulenden Welt. In seiner Vorstellung fehlte kein Element der pessimistischen Zivilisationskritik.

Man könnte das noch ergänzen. Es gibt noch andere Ängste, aber dies sind die Ängste seiner Zeit, die sich auch in Hitler manifestieren: alle auf einmal.

Und er kennt natürlich auch den Urheber all dieser Übel: Es ist der Jude, der deswegen weg muss. Darauf werde ich noch zurückkommen.

Die anfänglichen Deportationsgedanken mussten schließlich vom Vernichtungsgedanken besiegt werden, denn Hitler wollte schließlich nicht nur die Weltherrschaft, sondern er wollte auch zunächst Deutschland, aber dann die ganze Welt heilen von all dem, was er hasste und wovor er sich fürchtete. Und in das er womöglich sein negatives Selbstbild projizierte.

Denn heute gehört uns Deutschland und morgen die ganze Welt.

Bedrückend daran ist nicht nur das Mörderische dieses Vorhabens, sondern auch seine innere Logik. Die Prämissen sind falsch, die Schlussfolgerungen sind nachvollziehbar, wenn auch unmenschlich. Wenn es stimmt, dass die Übel der Welt durch unreines Blut bedingt sind, ist das Heilmittel, das unreine Blut zu reinigen – oder zu vergießen. Aber dazu komme ich noch.

1	Gemüt - Angesehen, angeblickt zu werden - erträgt es nicht, angesehen zu werden	47
2	Gemüt - Argwöhnisch, mißtrauisch	147

3	Gemüt - Entkleiden, sich Ausziehen - Abneigung, sich zu entkleiden	1
4	Gemüt - Furcht - Ansteckung	20
5	Gemüt - Furcht - bemerken; man würde seinen Zustand	62
6	Gemüt - Furcht - berührt zu werden	57
7	Gemüt - Furcht - Frauen; vor	6
8	Gemüt - Furcht - Fremden; vor	54
9	Gemüt - Furcht - Krebs	64
10	Gemüt - Furcht - Menschen; vor	131
11	Gemüt - Furcht - Syphilis; vor	3
12	Gemüt - Furcht - vergiftet - werden; Furcht, vergiftet zu	38
13	Gemüt - Land - Verlangen, nach Landleben; auf dem Land zu sein	15
14	Gemüt - Wahnideen - Feind - umgeben von Feinden	11
15	Gemüt - Wahnideen - verfolgt zu werden (wegen der Haltung, Einstellung etc.) - er würde verfolgt	66

	ars.	lyc.	calc.	merc.	ign.	lach.	sulph.	cupr.	nat-m.	ambr.
	9/18	8/15	8/10	8/10	8/9	7/11	7/10	7/9	7/9	7/7
1	3	1	1	1	-	-	1	1	2	1
2	3	4	1	2	1	3	3	2	1	1
3	-	-	-	-	-	-	-	-	-	-
4	3	-	1	-	1	1	1	-	1	-
5	1	-	3	1	-	-	-	-	-	1

	ars.	lyc.	calc.	merc.	ign.	lach.	sulph.	cupr.	nat-m.	ambr.
	9/18	8/15	8/10	8/10	8/9	7/11	7/10	7/9	7/9	7/7
6	1	1	-	-	1	1	1	1	-	-
7	-	2	-	-	-	-	-	-	-	-
8	-	1	-	-	1	1	-	2	-	1
9	3	1	1	-	1	-	1	1	1	-
10	1	4	1	1	1	1	1	1	2	1
11	-	-	-	1	-	-	-	-	-	-
12	2	-	-	-	1	2	-	-	1	-
13	-	-	1	1	-	-	-	-	-	-
14	-	-	-	2	-	-	-	-	-	1
15	1	1	1	1	2	2	2	1	1	1

In dieser Repertorisation, in der es zentral um Furcht geht, hat sich einiges verändert. Dass bei dem Thema "Furcht" Arsenicum album an der Spitze steht, ist nicht verwunderlich. Die Nachtschatten sind nicht mehr unter den ersten zehn Mitteln, auch Veratrum und Platin nicht. Konstant bleiben aber Lycopodium und Mercurius unter den ersten Mitteln.

Ich will nicht weiter das geschichtliche und politische Durcheinander beschreiben, das 1919 in München herrschte. Eine Zeitlang brachte ihn das auch mit der später als verhasst bezeichneten Sozialdemokratie zusammen – ein Beispiel für Opportunismus, den man entgegen vielen Darstellungen aber nicht durchgängig bei Hitler findet.
Er fand jedoch bald seine geistige Heimat in der DAP – deutsche Arbeiterpartei. Oder vielmehr liefert sie ihn den Rohstoff, aus dem er seine eigene Partei formt.
Dabei handelt es sich zunächst um nicht viel mehr als um einen der vielen politischen Stammtische. Man wird aber auf Hitler wegen seines rhetorischen Talents aufmerksam.

Hitler übernimmt – zunächst durch Formalien und durch Bürokratie. Ein halbes Jahr später gibt es die erste Großveranstaltung im Hofbräuhaus. Eine Woche später ändert die DAP ihren Namen und ist nun Hitlers Partei. Hitler ist jetzt in der Politik.

Der Redner, die Erscheinung

Dass Hitler den Sorgen, die alle plagten, Ausdruck verleihen konnte, ist der eine Teil seines Erfolgs, denn es waren seine eigenen Ängste – bei ihm selbst jedoch eher im Sinne von Paranoia. Der andere ist sein Reden.

Und das dritte ist einige Protektion, die er von rechten Kreisen empfing - mit Zielrichtung auf die Linke (wobei ich meine, dass man Hitler und den Nationalsozialismus nicht einfach nur der rechten Ecke zuordnen sollte).

Ich möchte mich mit seinem Reden, seiner Gestik und seinem sonstigen Auftreten kurz beschäftigen.

Anfangs war Hitler ganz besonders linkisch und versuchte, sich bei anderen übend abzusehen, wie man sich verhält. Diese linkische Art schaffte ihm aber auch Anhänger, denn dadurch stellte er eine Ausnahme dar gegenüber dem bürgerlichen Durchschnitt, was durchaus dazu führte, dass man dachte, er meine es ehrlich. Das war ja auch nicht vollständig falsch.

Es wird erzählt, dass er sich anfangs nicht zu kleiden verstand, einmal trug er eine blaue Hose, ein violettes Hemd und eine knallrote Krawatte. Und im Kontakt zur bürgerlichen Welt war er eher schüchtern – Ludendorff gegenüber sogar unterwürfig. Mit jedem Satz, den dieser sagte, deutete Hitler eine kleine Verbeugung an und sagte jawohl, Herr General.

Es sei denn, das Gespräch kam auf eines seiner Lieblingsthemen. Dann änderte sich das. Man könnte auch die Rubrik *„Hart zu Untergebenen und freundlich zu Vorgesetzten verwenden“*, allerdings hier nur sinngemäß.

Er lernte schnell, wie man Wirkung erzielt. Es heißt, dass er vor dem Spiegel geübt hat, es heißt auch, dass er von dem Bühnenmagier Hanussen Unterricht bekommen hat.

Man muss gestehen, dass seine Reden durchaus beeindruckend sind, wenn auch aus heutiger Sicht beeindruckend in ihrer Widerwärtigkeit. Man muss aber zugestehen, dass er offenbaren damaligen Nerv der Zeit getroffen hat, dass sich viele in dem was er sagte, wiederfinden konnten und womöglich die Anreicherungen mit mörderischen Ideen nur am Rande spürten. Ich kann mir vorstellen, dass viele gesagt haben: "Er übertreibt zwar, aber im Prinzip hat er Recht."
Weitere Charakteristika des Redners Hitler gehen aus der folgenden Repertorisation hervor:

1	Gemüt - Droht	17
2	Gemüt - Eitelkeit	18
3	Gemüt - Geisteskrankheit, Wahnsinn - starrenden Augen; mit	4
4	Gemüt - Geschmacklosigkeit bei der Wahl der Kleidung	12
5	Gemüt - Gesten, Gebärden; macht - Ausdauer, mit großer	19
6	Gemüt - Gesten, Gebärden; macht - erhaben	2
7	Gemüt - Gesten, Gebärden; macht - Füße; unwillkürliche Bewegungen der - stampft mit den Füßen	26
8	Gemüt - Gesten, Gebärden; macht - Hände; unwillkürliche Bewegungen der - wirft die Hände umher	12
9	Gemüt - Gesten, Gebärden; macht - sonderbare Posen und Haltungen	21
10	Gemüt - Gesten, Gebärden; macht - übertrieben, extravagant	4
11	Gemüt - Hart zu Untergebenen und freundlich zu Vorgesetzten	4
12	Gemüt - Hitzig, feurig	36
13	Gemüt - Irrational	10

14	Gemüt - Lächeln - niemals	8
15	Gemüt - Nachahmung, Imitation	16
16	Gemüt - Predigen - religiöses, psychotisches Predigen	1
17	Gemüt - Sprache - enthusiastisch	4
18	Gemüt - Sprache - laut	20
19	Gemüt - Sprache - schwülstig, bombastisch	5
20	Gemüt - Sprechen - einem Thema; von nichts anderem als	7
21	Gemüt - Unbeholfen, linkisch	118
22	Kehlkopf und Trachea - Stimme - bellend	10
23	Kehlkopf und Trachea - Stimme - kreischend	11
24	Kehlkopf und Trachea - Stimme - krächzend	14
25	Kehlkopf und Trachea - Stimme - rauh	118
26	Kehlkopf und Trachea - Stimme - schrill	9

	stram.	bell.	verat.	lach.	hyos.	nux-v.	lyc.	sulph.	op.	cann-i.
	9/25	14/20	11/14	10/16	10/15	10/15	10/11	8/11	8/9	7/7
1	2	-	1	2	1	-	-	-	-	-
2	-	2	1	-	-	1	1	1	1	-
3	1	2	-	-	-	-	-	-	-	-
4	1	-	-	-	1	1	1	2	-	-
5	1	2	1	2	3	1	-	-	1	-
6	-	-	-	-	1	-	-	-	-	-

	stram.	bell.	verat.	lach.	hyos.	nux-v.	lyc.	sulph.	op.	cann-i.
	19/25	14/20	11/14	10/16	10/15	10/15	10/11	8/11	8/9	7/7
7	2	1	3	-	1	1	1	1	1	1
8	1	1	-	-	-	-	-	-	-	-
9	1	-	-	-	1	1	1	1	1	-
10	1	1	2	-	-	-	-	-	-	-
11	-	-	1	1	-	-	1	-	-	-
12	2	-	-	2	-	2	-	1	-	-
13	1	1	-	-	-	2	-	-	1	1
14	-	1	1	-	-	-	1	-	-	-
15	1	1	1	1	1	-	2	-	-	-
16	-	-	1	-	-	-	-	-	-	-
17	-	-	-	-	-	-	-	-	-	1
18	1	2	-	3	2	-	-	2	2	1
19	-	-	-	2	-	1	-	-	-	-
20	1	-	-	-	-	-	1	-	-	1
21	1	-	1	1	1	3	1	1	1	1
22	1	1	-	-	-	-	1	-	-	-
23	2	1	-	-	-	-	-	-	-	-
24	3	-	-	1	-	-	-	-	-	-
25	1	3	1	1	3	2	-	2	1	-
26	1	1	-	-	-	-	-	-	-	1

Jedenfalls gelingt es Hitler, mit seiner Partei immer mehr Zuspruch zu gewinnen. Die SA wird gegründet, Gewalt kommt ins Spiel - Hitler meint, dass die Leute das wollen.

Diejenigen, die im Saal verdroschen werden, melden sich morgen als Mitglieder.

Hitler ist einer von uns, nicht von den abgehobenen Honoratioren. Es stimmt ja auch. Hitler ist tatsächlich ganz unten gewesen. Dann versucht er seine Revolution – zusammen mit Ludendorf und anderen. Der Bierhallenputsch. Der wird niedergeschlagen, Hitler wird gnädig nur zu 5 Jahren Haft verurteilt, weil das Gericht seine edle Gesinnung erkennt, und er hat es auch nicht schlecht in der Haft. Nach 9 Monaten wird er wegen guter Führung entlassen. In der Zwischenzeit hat er große Abschnitte von "Mein Kampf" geschrieben, und ich denke, dass es deswegen jetzt an der Zeit ist, seine zentralen Ideen, die oft den Charakter von Wahnideen haben, näher anzusehen.

Die Ideen

Es sind vor allem zwei bis drei Ideen, die hervorzuheben sind.

Die Idee vom Volk ohne Raum
Die Idee von Volk und Rasse, von Kampf zwischen verschiedenen Völkern und Rassen und von der Rassenverbesserung.
Der Antisemitismus
Dazu kommen noch ein paar weitere.

Keine dieser Ideen ist seine eigene, aber sie fielen bei ihm auf fruchtbaren Boden.

Seine Vorstellung ist, dass die Bevölkerung in Deutschland pro Jahr um 900.000 wächst. Ob das damals so gestimmt hat, weiß ich nicht. Für diesen Bevölkerungszuwachs würde irgendwann die Nahrungsmittelproduktion nicht mehr ausreichen. Dann gibt es nur noch zwei Möglichkeiten: Geburtenbeschränkung und Eroberung. Die Geburtenbeschränkung hat Vor- und Nachteile: Vorteil wäre, dass sie zur Reinigung der Rasse führen könnte, was schon vor der Zeugung erfolgen sollte. Nach der Zeugung oder nach der Geburt wäre dann eine Auslese möglich, bei der nur die starken Exemplare beibehalten werden. Mit anderen Worten Züchtung.

Der Nachteil ist, dass Deutschland zahlenmäßig gegenüber den umliegenden Völkern mit mehr Lebensraum ins Hintertreffen gelangt und ihnen dann schließlich erliegt.

Eine Zwischenstellung nimmt die Intensivierung der Landwirtschaft ein, die das Problem aber nur aufschieben und nicht lösen kann.

Die zweite für Hitler denkbare Möglichkeit ist die Eroberung von Lebensraum. Dass das nur durch Verdrängung eines anderen Volkes geschehen kann, ist ihm klar. Man kann ja dieses andere Volk zu Hilfsarbeiten benutzen, aber man muss dafür sorgen, dass es intellektuell und kulturell unterlegen bleibt. Also die Führungsspitze vernichten und den Rest versklaven. Man bedenke, dass beides in Polen und Russland geschehen bzw. versucht worden ist!

Nun – man könnte ja auch eine Industrie entwickeln, die nicht so viel Raum braucht wie Landwirtschaft und die Produkte dieser Industrie gegen Lebensmittel verkaufen. Diese Möglichkeit verwirft Hitler, einmal wegen seines Misstrauens gegen die Industrie und zum anderen wegen seines Misstrauens gegen Handel.

Handel betreiben, würde heißen, in Austausch zu treten. In Austausch treten, würde aber zur Voraussetzung haben, dass man weiß, dass man durch diesen Austausch seine Identität nicht verliert – nicht als Individuum und nicht als Volk – wenn man denn diesen Begriff an dieser Stelle einmal vorsichtig verwenden will. Menschlicher Austausch war aber Hitler kaum möglich. Sein extremer Narzissmus wäre durch Austausch bedroht. Austausch setzt voraus, das Gegenüber als anderen, aber als Ähnlichen zu sehen, als Verwandten, und sei es bis hin zu Adams Rippe (WOLFRAM VON ESCHENBACH: Parzival).

So kann er auch im Großen dieses Konzept des Austausches nicht befürworten. Auch das ist eine Bedrohung. Und schließlich: Wer ist denn für Handel bekannt? Für Austausch? Die Juden natürlich.

Und Austausch würde auch erfordern, ein Stück Internationalismus zuzulassen, so wie Austausch zwischen Menschen natürlich interpersonell ist.

Interessanterweise ist aber Mercurius in der Repertorisation eines der für Hitler in Frage kommenden Mittel, doch Mercurius ist der

Gott des Handels und des Austausches, was sich auch im Arzneimittelbild findet. Daher möchte ich Mercurius für Hitler fast aus-
schließen.

Wenn es keinen Austausch gibt, bleibt nur die Selbstbeschränkung
oder die Beschränkung anderer. So ist es nun einmal zwischen den
Völkern: Das eine verdrängt das andere. Ein uraltes Gesetz der
Geschichte. Der Narzisst kann den Anderen nur als Satelliten von
sich selbst begreifen. Oder als Feind.

In dieser Lebensraumtheorie könnte sich noch eine andere psychische Problematik verbergen. Es ist ganz klar die Furcht davor, dass
die Mutter Deutschland ihre Kinder nicht mehr ernähren könnte.
Ich erwähnte ja bereits, dass Hitler Deutschland gegenüber sozusagen in einer Mutterübertragung gewesen sein könnte. Das behaupten mehrere Autoren, die sich mit der psychischen Deutung
Hitlers beschäftigen.

Und dann denken wir an das Stillen, an das vermutete lange Stillen, womöglich daran, dass die Milch nicht mehr wirklich ausreich-
te und auch daran, dass Hitler im Doublebind war und dass er
wahrscheinlich es nicht geschafft hat, die gute und böse Mutteri-
mago in ein Bild mit beiden Seiten umzuwandeln. Und denken wir
schließlich an den Krebs der Mutter, den Verlust der Brust und die
von Hitler angeregte Qual mit Jodoform. Ohne hier eine folgerich-
tige Kausalität aufmachen zu wollen, sind das doch Assoziationen,
an denen etwas sein könnte. Hat er etwa bei dem langen Stillen
gehungert?

Damit sind wir miasmatisch gesehen mitten in einer carcinosini-
schen Problematik. Nicht dass ich etwa meinte, Hitler sei insgesamt der Carcinosinic zuzuordnen, aber die Wurzel seiner
Poblematik mag dort,im Übergang zur Psora gelegen haben.

Die zweite zentrale Idee von Hitler ist die Theorie von Rasse und
Volk. Geht es hier nur um Politisches, oder steht das Politische
auch hier mit dem ganz Persönlichen in Verbindung? Gewiss sind
die politischen Verhältnisse von Nation, Staat, Ethnie für die persönliche Identitätsbildung von Bedeutung. Denken wir an KAFKA in
Prag. Ist er nun Deutscher, Tscheche oder Jude? KAFKA gelang es

irgendwie mit den Widersprüchen, die sich damit verbanden, zurechtzukommen. Und wir wissen, dass er es familiär auch nicht einfach hatte.

Hitler wächst in Österreich auf, in dem es Deutsche gibt, Juden und andere Nationalitäten. Hitler besteht aber auf der deutschen Identität – und er möchte von den anderen nichts wissen. Bietet ihm die rassische oder völkische oder nationale Identität – er hat diese drei Begriffe nie genau geschieden, weshalb ich es zunächst auch nicht tun will – womöglich die persönliche Identität, nach der er sucht?

Im Narzissmus bezieht sich die Libido auf das unreife Ich. Dadurch, dass dieses aber identitätsschwach ist, spiegelt sich das Ich lustbesetzt (oder im Umkippen auch extrem unlustbesetzt) in sich selbst, weiß aber nicht, wer es ist – wie ein Spiegel im Spiegel. Eine Identität zu haben ist aber immer auch ein wenig exzentrisch. Ich beginne, über mich nachzudenken, also sind wir schon zwei. Und zwar zwei Verschiedene, der Betrachtete und der Betrachtende. Das ist schon ein Schritt weg von einer reinen Selbstbespiegelung. Das geht auch hin zu der Frage, wie mich die anderen sehen und ob beide Sichtweisen miteinander übereinstimmen.

Solche Dinge finden in der Tuberkulinie statt. Ich stelle einmal in den Raum, dass Hitler nie wirklich tuberkulinisch war, höchstens in Ansätzen bzw. in einer sehr problematischen Form.

Diese ist für den Narzissmus auch schwierig: Andere nehmen mich wahr! Andere haben eine Meinung von mir, die jenseits des Sich-Selbst-Bespiegelns ist. So bildet sich langsam die Identität heraus. Was macht aber derjenige, der nicht dorthin kommt? Er leidet unter einen Mangel an Identität – und ich denke, dass Hitler unter einem enormen Mangel an Identität litt. Er leidet wirklich und er muss versuchen, seine Identität irgendwoher zu beziehen, sonst wird aus dem Narzissmus totale Vereinsamung und Wahnsinn.

Und noch eins kann man in der Tuberkulinie lernen: dass die vielen anderen, die es gibt, auch verschiedene Seiten an mir wahrnehmen, und schließlich das Wissen, dass es diese vielen verschiedenen Seiten in mir auch tatsächlich gibt.

Für KAFKA etwa war die Sprache seiner Eltern die Sprache, in der er schrieb. Das Tschechische hingegen war für ihn die wärmere Sprache, in der es mehr um Gefühle ging, Gefühle, die er bei seinen

Eltern schmerzlich vermisst hat. Aber offenbar gab es für KAFKA andere Menschen, Dienstboten, die ihm dieses fehlende Gefühl vermittelten - auf Tschechisch eben.

Das hätte auch bei Hitler passieren können, wenn er seinen Narzissmus hätte öffnen können. Aber das war wohl eine zu große Bedrohung. So musste er sich seine Identität woanders suchen - er wählte Deutschland – seine Mutterübertragung. Und alle anderen eventuellen Identitäten können eigentlich nur bedrohlich sein. Man muss aufpassen, damit diese Identität nicht kontaminiert wird. Man muss die feindlichen Kräfte draußen halten.

Wohl gemerkt meine ich damit nicht unbedingt, dass es etwa keine nationale Identität gäbe. Aber es ist sehr problematisch, wenn man seine eigene persönliche Identität ausschließlich daher bezieht.

So erklärt sich auch die Kriegsbegeisterung: Hitler verteidigt in seinem Vaterland seine eigene Identität, da er keine andere hat als die des Vaterlandes (oder sollte man bei ihm besser Mutterland sagen?).

Die Repertorisation über Ideen ist natürlich ungenügend, aber möglich, da es sich um Wahnideen handelt.

Wichtig erscheint mir dabei auch das Dogmatische, denn Hitler war unfähig, seine Meinung zu ändern. Er meinte, er würde dann das Vertrauen verspielen.

1	Gemüt - Dogmatisch	18
2	Gemüt - Eigensinnig, starrköpfig, dickköpfig	158
3	Gemüt - Geisteskrankheit, Wahnsinn - Verfolgungswahn	6
4	Gemüt - Ungerechtigkeit; erträgt keine	63
5	Gemüt - Verwirrung; geistige - Identität; in bezug auf seine	79
6	Gemüt - Wahnideen - Feind - umgeben von Feinden	11
7	Gemüt - Wahnideen - verfolgt, ihm würde nachgestellt (konkret); er würde	64
8	Gemüt - Wahnideen - verhungern - Familie werde, die	5

	verat.	ars.	puls.	merc.	lach.	anac.	caust.	spong.	staph.	dulc.
	7/7	5/8	5/7	5/6	5/5	4/10	4/7	4/7	4/7	4/6
1	1	-	1	1	1	-	1	-	-	1
2	1	2	1	1	1	3	2	2	2	2
3	1	3	-	-	1	-	1	-	-	-
4	1	1	2	1	-	-	3	2	3	2
5	1	-	1	-	1	3	-	2	-	1
6	1	-	-	2	-	2	-	-	-	-
7	1	1	2	1	1	2	-	1	1	-
8	-	1	-	-	-	-	-	-	1	-

Hier treffen wir einige Mittel wieder. Veratrum ist an die Spitze gerückt, Mercurius ist weiter an gleicher Stelle. Arsenicum ist auch noch unter den ersten zehn Mitteln, wie auch Anacardium. Die Nachtschattengewächse sind nicht mehr prominent, Platin ebenso wenig.

Ich sprach gerade von dem von mir vermuteten Gefühl, die eigene Identität nicht richtig ausgebildet zu haben, daher diese Identität aus etwas Übergeordnetem beziehen müssen und dass diese Identität dann ständig bedroht sein muss.
Ganz besonders bedrohlich sind für die eigene Identität die Juden. Hitler hat das nicht nur in einer Rede sehr deutlich gemacht.

Adolf Hitler – Über die Juden

Der Narzisst kann wohl leben, obwohl er sich dessen bewusst ist, dass es neben ihm noch andere Menschen gibt. Menschen, die ihre Identität nur von Volk, Rasse und Nation beziehen, können auch damit leben, dass es andere Völker, Rassen und Nationen gibt. Jedenfalls, solange sie ihnen nicht in die Quere kommen.
Man kann aber nicht damit leben, wenn es sich um eine Rasse oder ein Volk handelt, das sich im eigenen Herrschaftsgebiet befindet,

das sozusagen in die Sphäre des eigenen Narzissmus einzudringen scheint.

Wer eine wirkliche Identität hat, der wird nicht weiter überrascht sein, wenn er an sich Seiten entdeckt, die zu dieser bisherigen Identität nicht passen, und er wird Strategien entwickeln, wie er mit diesen anderen Seiten – mit dem Fremden in uns, wie Arno GRÜN formulierte – umgehen kann. Wer nur eine geborgte, eine irgendwo außen angeheftete Identität hat, wird mit diesem Fremden in sich kaum umgehen können und kann ihn nur als Bedrohung ansehen - welche Seite auch immer das in uns sein mag.

Schwingt da etwa auch Neid mit? Der Jude kann gehen wohin er will, weil er seine Identität immer mitnimmt. „Unser Heimatland - der Text" formuliert George STEINER, was ich sehr gut nachvollziehen kann. Ich, Adolf Hitler, bin aber an Deutschland gebunden. Ich kann nicht weg. Ich kann erst dann weg, wenn das Fremde auch Deutschland – Mutterland – geworden ist. Andere gehen weg, ich aber bleibe für immer bei Mama.

Zumindest diese Infiltration muss weg, die meine Identität bedroht. Besser wäre es, wenn ich diese Identität ausweiten könnte – am besten auf die ganze Welt, dann gäbe es kein Anderes mehr.

Nun sind wir mittendrin in dem extremen Antisemitismus von Adolf Hitler.

Und dieser muss etwas näher betrachtet werden. Es sind viele Versuche unternommen worden, eine einzelne Ursache, eine negative Erfahrung dafür zu finden.

Antisemitismus

Antisemitismus ist zu jener Zeit nichts Besonderes. Die Juden haben das Geld und verleihen gegen Zinsen. Die Juden sind die Geschäftsleute, die uns das Geld aus der Tasche ziehen, die Juden sind hortende, nicht schaffende Kapitalisten gleichzeitig aber auch die Bolschwisten. Das muss nicht weiter ausgeführt werden.

In Mitteleuropa gab es aber eigentlich gerade eine Phase der Toleranz gegen Juden, insbesondere in Deutschland. Viel kräftiger war der Antisemitismus in Osteuropa und natürlich in Wien, das man fast als Grenzstadt zu Osteuropa betrachten konnte. METTERNICH sagte: *In Wiens drittem Bezirk beginnt der Balkan.* Das ist nicht ganz abwegig. Jedenfalls ist der extreme Antisemitismus, dem Hitler gefolgt ist, wahrscheinlich ein Wiener Produkt.

Lesen wir bei ihm selbst, wie es dazu kam. Der Ausgangspunkt dabei ist, dass er vorher kaum Kontakt zu Juden gehabt hatte und (wie sein Vater, den er als nationalistischen Weltbürger bezeichnet) auch keine Vorbehalte. Über Wien berichtet er nun:

> *Ich will nicht behaupten, daß die Art und Weise, in der ich sie kennenlernen sollte, mir besonders angenehm erschien. Noch sah ich im Juden nur die Konfession und hielt deshalb aus Gründen menschlicher Toleranz die Ablehnung religiöser Bekämpfung auch in diesem Falle aufrecht. So erschien mir der Ton, vor allem der, den die antisemitische Wiener Presse anschlug, unwürdig der kulturellen Überlieferung eines großen Volkes. Mich bedrückte die Erinnerung an gewisse Vorgänge des Mittelalters, die ich nicht gern wiederholt sehen wollte.*

Und er freut sich zunächst darüber, dass die große Wiener Presse solche antisemitischen Schmähungen ignoriert. Was ihm aber negativ erscheint, ist die Nähe dieser großen Presse zum Hof. Aber lesen wir weiter:

> *Als ich einmal so durch die innere Stadt strich, stieß ich plötzlich auf eine Erscheinung in langem Kaftan mit schwarzen Locken*
> *Ist dies auch ein Jude?*
> *war mein erster Gedanke*
> *So sahen sie freilich in Linz nicht aus. Ich betrachtete den Mann verstohlen und vorsichtig, allein je länger ich in dieses fremde Gesicht starrte und forschend Zug um Zug prüfte, um so mehr wandelte sich in meinem Gehirn die erste Frage zu einer anderen Frage:*
> *Ist dies auch ein Deutscher?*

Man merkt, dass sich auf einmal die Fragestellung nach der Religion zur Frage nach Volk und Rasse wandelt.

Aber es ekelt ihn auch die Auseinandersetzung zwischen den zionistischen und liberalen Juden an.
Und dann:

> *Überhaupt war die sittliche und sonstige Reinlichkeit dieses ein Punkt für sich. Daß es sich hier um keine Wasserliebhaber handelte, konnte man ihnen ja schon am Äußeren ansehen, leider sehr oft sogar bei geschlossenem Auge. Mir wurde bei dem Geruche dieser Kaftanträger später manchmal übel. Dazu kam noch die unsaubere Kleidung und die wenig heldische Erscheinung.*
> *Dies alles konnte schon nicht sehr anziehend wirken; abgestoßen mußte man aber werden, wenn man über die körperliche Unsauberkeit hinaus plötzlich die moralischen Schmutzflecken des auserwählten Volkes entdeckte.*
> *Nichts hatte mich in kurzer Zeit so nachdenklich gestimmt als die langsam aufsteigende Einsicht in die Art der Betätigung der Juden auf gewissen Gebieten.*
> *Gab es denn da einen Unrat, eine Schamlosigkeit in irgendeiner Form, vor allem des kulturellen Lebens, an der nicht wenigstens ein Jude beteiligt gewesen wäre?*
> *Sowie man nur vorsichtig in eine solche Geschwulst hineinschnitt, fand man, wie die Made im faulenden Leibe, oft ganz geblendet vom plötzlichen Lichte, ein Jüdlein.*

Es folgt die ganze paranoische Sicht, dass das Judentum alle Bereiche der Kultur und des Staates infiltriert und sozusagen von innen auffrisst. Dazu muss ich nichts weiter sagen. Das ist hinlänglich bekannt und hält sich bis heute.
Bei Hitler heißt das: Sozialdemokratie ist gleich Marxismus und Kommunismus ist gleich Bolschewismus ist gleich Judentum. Judentum ist aber auch gleich Kapitalismus oder besser, gleich dem hortenden Kapitalismus, im Gegensatz zum schaffenden (FEDERN).
Insbesondere die jüdisch-bolschewistische Weltverschwörung nimmt da breiten Raum ein – eine Verschwörungstheorie, die sich in manchen Weltgegenden bis heute hält.
Aber es ist für mich an dem, was er da schreibt, noch mehr interessant. Was ist für Hitler eigentlich ein Jude, und wie sehen wir das?

Hitler hat die Religion ausgenommen, denn er ist – wie er sagt – für Religionsfreiheit. Daran ist etwas, denn eigentlich interessiert ihn Religion gar nicht.

Ein Jude ist für ihn eben kein Mensch jüdischen Glaubens, sondern er definiert ihn anders – leider nicht wirklich eindeutig.

Das Problem dabei ist, dass er partiell recht hat: Es gibt diese Eindeutigkeit nicht.

Fragen wir uns, was ein Jude ist, so kommen wir, wenn wir uns Selbstzeugnisse ansehen, auf ähnliche Antworten. Ein Jude bleibt auch Jude, wenn er die Religion nicht praktiziert (z.B. FREUD[9], z.B. Hannah ARENDT).

Der Hauptgrund dafür, Jude zu sein, ist die Abstammung. Ein Jude ist, wer eine jüdische Mutter hat. Punkt. Die Religion ist natürlich eng damit verbunden, aber sie ist nicht der Kern, sondern "nur" die Kultur, die eine von der Abstammung her begründete Gemeinschaft als ihr Identifikationsmerkmal entwickelt hat.

In diesem Sinne würde ich Juden eher als Ethnie bezeichnen, denn beim Begriff der Ethnie steht die gemeinsame Geschichte und Abstammung im Vordergrund – ob diese nun tatsächlich oder mythisch ist. Damit überschneidet sich der Begriff der Religionsgemeinschaft, aber eben nicht vollkommen. Dabei sehe ich vom Staat Israel erst einmal vollkommen ab, den es ja zu Hitlers Zeit noch nicht gab.

Dummerweise ist der Begriff „Ethnie" stark in der Nähe des Begriffes „Rasse" angesiedelt. In beiden steht die Abstammung im Zentrum, wobei die Ausrichtung bei „Rasse" mehr biologisch-genetisch und weniger historisch-mythisch ist. Aber das ist nur ein quantitativer Unterschied, der zudem in verschiedenen Zeiten unterschiedlich gesehen wurde.

Auch wenn wir heute sagen, dass es keine menschlichen Rassen gibt, kennen wir doch gewisse genetische Unterschiede. Ganz unrecht müsste Hitler also mit seiner Auffassung der Juden als Ras-

---

[9] FREUD spricht sogar in Bezug auf sein Judentum von so etwas wie „rassischer Abstammung".

se[10] nicht. Das Problem ist, was er daraus folgert. Einen weiteren Begriff gebraucht Hitler für die Juden: den Begriff des Volkes. Und er gebraucht ihn fast synonym zu „Rasse".

Dieser Begriff ist nun noch problematischer (und ich würde deshalb eigentlich dafür plädieren, ihn ganz zu streichen). „Volk" heißt eigentlich nicht mehr als „die Leute". Eine Menge Volk ist zusammengelaufen. Eine Menge Leute haben sich versammelt. Das meint das Gleiche. Im Englischen heißt konsequenterweise „Das Volk" „the people", die Leute von Großbritannien.
Die zweite Bedeutung ist Volk als „die da unten", die nicht zur Aristokratie und nicht zur Regierung gehören. *Wir sind das Volk* war der entsprechende dagegen aufbegehrende Ruf. Das ist von Hitler in Bezug auf das jüdische Volk nicht gemeint.
Sondern es ist gemeint, dass das jüdische Volk eine wie auch immer geartete Einheit bildet, die damit einen Fremdkörper in einer anderen Einheit darstellt. Von Parasiten, von Rassentuberkulose und von Krebs ist dabei die Rede.

Volk, Rasse, Ethnie reinzuhalten, ist nun ebenfalls wahrlich keine Erfindung Hitlers, selbst die spanische Judenverfolgung bezieht sich nicht nur auf die Religion, sondern auch auf die Rasse. In den Estatutos de limpieza de sangre[11] aus dem 15. Jahrhundert steht folgendes:

> *Es wurde ein Kirchenstatut von unserem Erzbischof von Toledo vorgeschlagen, welches forderte, dass seit jenem Tage alle Kirchenpfründe jener Heiligen Kirche sowie Würdenträger wie etwa Domherren, Kostverteiler, Kapläne und Kleriker Altchristen sein müssen, also ohne Rasse eines Juden, Mauren oder Häretikers.*

---

[10] Wir sagen heute, dass es keine Menschenrassen gibt. Aber wenn es – wie zweifellos zu beobachten – phänotypische und genotypische Unterschiede gibt, stellt sich die Frage, ab wann man von Rassen sprechen sollte bzw. wie man diese Unterschiede denn sonst bezeichnen sollte. Um ehrlich zu sein, bin ich der Auffassung, man sollte den Begriff der Rasse ganz streichen. Er ist zu sehr befrachtet. Allerdings ist das auch problematisch, denn in der Biologie hat der Begriff seine Bedeutung.
[11] Statute zur Reinheit des Blutes

Da haben wir wieder die Unschärfe der Begriffe: Mauren und Juden mögen sich ja durch Abstammung definieren und es mag sogar gewisse genetische Unterschiede geben, aber Häretiker, also Abweichler von der Lehre stellen nun ganz bestimmt keine Rasse dar. Aber man kann noch weiter zurückgehen und andersherum bis in die Gegenwart: Liebesverbindungen innerhalb der eigenen Ethnie sind zumeist bevorzugt, wenn schon nicht ausschließlich erlaubt. Auch bei den Juden war und ist das so. Wie oft hat man in einem amerikanischen Film eine Liebesbeziehung zwischen Schwarz und Weiß gesehen? (bzw. zwischen Afrika und Kaukasus?). Die der eigenen Ethnie fremden Elemente hinauszuwerfen ist auch nicht neu. Da gab es ja anfangs auch den Madagaskar-Plan. Ganz neu ist natürlich, das sogenannte „Volksfremde" auszurotten, mit dem Vorsatz der Vollständigkeit.

Neu ist auch nicht das Anstreben der Weltherrschaft. Neu ist aber der Plan, die eroberten Völker ungebildet und mehr oder weniger in Sklaverei zu halten. Sklaverei ist natürlich nicht neu, aber die Anwendung auf ganze Völker wie die Polen und Russen.

Ich will damit sagen, dass auch wir vor vielem nicht gefeit sind, und dass es bis heute sowohl Begriffsverwirrungen gibt als auch falsche Zuweisungen. Ein Beispiel, das vor einiger Zeit viel Aufsehen erregte:

> *Gibt es auch beim jüdischen Volk, das wir ausschließlich in der Opferrolle wahrnehmen, eine dunkle Seite in der neueren Geschichte? Wir haben gesehen, wie stark und nachhaltig Juden die revolutionäre Bewegung in Rußland und mitteleuropäischen Staaten geprägt haben. Mit einer gewissen Berechtigung könnte man im Hinblick auf die Millionen Toten dieser ersten Revolutionsphase nach der Täterschaft der Juden fragen. Juden waren in großer Anzahl sowohl in der Führungsebene als auch bei den Tscheka-Erschießungskommandos aktiv. Daher könnte man Juden mit einiger Berechtigung als Tätervolk bezeichnen. Das mag erschreckend klingen. Es würde aber der gleichen Logik folgen, mit der man Deutsche als Tätervolk bezeichnet.*
> HOHMANN 2003, MdB

In der Tat kann man über die Beziehung der Gulags zu den Konzentrationslagern reden. NOLTE hat das gemacht. Aber das, was HOHMANN da sagt, macht mir große Probleme. Ist das nicht die alte Geschichte von der jüdisch-bolschewistischen Weltverschwörung? Von den Protokollen der Weisen von Zion?

Andererseits denke man auch an Hannah ARENDT, die den Judenräten eine Mittäterschaft an der Shoah vorwarf – was selbstverständlich einen Aufschrei auslöste.

Das Problem ist die Verwechslung von Nationalität, Volkszugehörigkeit, Rasse, Religion und Individualität. Ein Jude kann sich durchaus als Deutscher oder als Russe oder als Amerikaner empfinden.

Natürlich gibt es auch fiese und verbrecherische Juden, solche, die anderen das Geld aus der Tasche ziehen und abartigen Sexualpraktiken anhängen (was immer mit "abartig" auch gemeint sein soll). Schuld ist aber immer individuell und nicht von Religion, Ethnie, "Rasse" oder "Volk" abhängig[12].

Wenn ich aber die Tatsache, dass es verbrecherische Juden gibt, auf alle Juden übertrage, ist das ganz klar Antisemitismus.

Aber vor dem war damals kaum jemand gefeit. Und die Verbindung von Bolschewismus und Judentum war auch ziemliches Allgemeingut – nichts weiter als eine Verschwörungstheorie!

Aber bleiben wir beim Antisemitismus Hitlers, der für ihn, wie er sagt, die schwerste Wandlung seines Lebens war. Was Hitler hier nicht vorträgt, ist die Ursache seiner Wandlung – bzw. erklärt er diese Wandlung einfach mit einem fortschreitenden Erkenntnisprozess. Da wir aber wissen, dass dieser paranoisch war (wobei ich mit Paranoia keine konkrete Diagnose verbinden will), sollten wir uns fragen, ob es nicht konkretere und persönlichere Erfahrungen mit Juden gab, die solches ausgelöst haben.

Man kann den jüdischen Arzt BLOCH zur Erklärung heranziehen, der seine Mutter wegen Brustkrebs behandelt hat, an dem sie auch starb. Man könnte meinen, dass es da um Rache seitens Hitlers

---

[12] Ok, ganz kann ich das nicht aufrechterhalten. Das, was wir unter Schuld verstehen, kann von Gruppe zu Gruppe unterschiedlich sein.

ging, wäre da nicht die Tatsache, dass Hitler diesen Arzt auch weiterhin gemocht hat, ihm mehrere seiner Zeichnungen schenkte und ihn sogar, als das eigentlich nicht mehr sein durfte, ausreisen ließ – wohl weil er Hitlers Wunsch, die Jodoform-Therapie zu versuchen, entsprochen hat. Auch umgekehrt spricht BLOCH nur positiv über Hitler, was man natürlich nicht so wörtlich nehmen darf, da es der Selbstsicherung gedient haben könnte.

Den Juden mit dem Krebs in Verbindung zu bringen, ist eine Idee, jedenfalls wenn wir Deutschland in der Mutterübertragung sehen. Der Krebs ist das, was sie von innen zerfrisst.
In der Tat wurden die Juden von Hitler mit verschiedenen Krankheitsmetaphern belegt: Pestilenz, Rassentuberkulose, Syphilis, und eben auch Krebs. Daneben auch Ungeziefer: Parasiten. Zyklon B wurde übrigens zur Ungezieferbekämpfung entwickelt – und nach dem ersten Weltkrieg schrieb er schon, ob man anstelle der vom Giftgas Geschädigten nicht auch 100000 Juden hätte so behandeln können.
Ein möglicher Gedankengang wäre: BLOCH hat meine Mutter getötet mit dem Krebs (bzw war er nicht in der Lage, den Krebs zu bekämpfen, ist daher mit ihm gleichzusetzen). Ich – Hitler – habe damals darauf bestanden, den Krebs mit Jodoform auszurotten.
Heute werde ich einen anderen Krebs ausrotten.
Und auch: So wie der Krebs mir die Lebensgrundlagen entzieht, entzieht der jüdische Krebs Deutschland die Lebensgrundlage.
Als Ergänzung hierzu ist zu erwähnen, dass Hitler eine ziemliche Carcinophobie hatte. Hinter seinen Magen-Darm-Beschwerden hat er Magenkrebs vermutet und gleichzeitig gemeint, er würde nicht lange leben und hätte nur kurze Zeit zur Verwirklichung seiner Mission.

Es gibt eine zweite Hypothese, welcher Jude hätte gemeint sein können. Sie geht zurück auf eine Äußerung Hitlers, in der er sich darauf bezieht, dass er als Kind wenig mit Juden konfrontiert wurde:

In der Realschule lernte ich wohl einen jüdischen Knaben kennen, der von uns allen mit Vorsicht behandelt wurde, jedoch nur, weil wir ihm in bezug auf seine Schweigsam-keit, durch verschiedene Erfahrungen gewitzt, nicht son-derlich vertrauten; irgendein Gedanke kam mir dabei so wenig wie den anderen.

Wenn das nicht so wichtig war, wieso erwähnt es Hitler dann überhaupt?

Es gibt eine hypothetische Untersuchung darüber (CORNISH), wer dieser Jude hätte gewesen sein können: Der spätere Philosoph Ludwig WITTGENSTEIN, der in der Tat in die gleiche Schule zur gleichen Zeit ging. Obwohl katholisch erzogen, scheint er doch jenseits der religiösen Seite für Hitler als anders in Erinnerung geblieben zu sein. Hitler betont ja auch, dass es ihm mit dem Antisemitismus nicht um die Religion ging. WITTGENSTEIN könnte in mehrerlei Hinsicht von Hitler als sehr gegensätzlich erlebt worden sein. Und schließlich sollte man auch an die Tatsache denken, dass WITTGEN-STEIN schwul war und das mit Hitlers problematischem Verhältnis zu Schwulen in Verbindung bringen.

Man kann natürlich auch weiter zurückgehen und Hitlers zweifel-hafte Herkunft in Betracht ziehen. Wenn es so wäre, dass Hitler lange vor der Erstellung seines Stammbaumes über den oben er-wähnten Verdacht informiert war, so könnte das etwas bedeuten. Und es kann so gewesen sein, denn solche Sachen halten sich hart-näckig als Gerücht. Obwohl nur hinter vorgehaltener Hand dar-über gesprochen wird – es wird darüber gesprochen. Gegen den Verursacher dieses Makels kann durchaus Hass entstehen. Und die Phantasie des stinkenden, aber geilen Juden, der sich über die blonden deutschen Mädchen hermacht. Solche Phantasien hat Hitler mehrfach geäußert.

Noch schlimmer ist das natürlich bei STREICHER, dem Herausgeber des „Stürmers". Dort steht eine sadistisch-pornografische Haltung im Vordergrund. Der Jude ist immer wieder derjenige, der die rei-nen deutschen Mädchen vergewaltigt. Dabei hat STREICHER noch weitergehend die Idee, dass durch schon einmaligen Geschlechts-verkehr die Frau derart kontaminiert würde, dass sie auch später keine Arier mehr gebären könne.

Noch ein Zitat von Hitler:

> *Die Juden haben einst auch in Deutschland über meine Prophezeiungen gelacht. Ich weiß nicht, ob sie auch heute noch lachen oder ob ihnen nicht das Lachen bereits vergangen ist. Ich kann aber auch jetzt nur versichern: Es wird ihnen das Lachen überall vergehen. Und ich werde auch mit diesen Prophezeiungen Recht behalten.*

Hat über ihn, der so selbstunsicher war, dass er nicht angesehen und berührt werden wollte, ein Jude gelacht? Kann ein solches Ereignis eine solche Wirkung haben? Wir wissen es nicht, aber ich muss eine persönliche Ursache vermuten, denn ohne entsprechende Erfahrung, nur durch das Lesen von antisemitischen Hetzschriften kann ich mir so etwas nicht vorstellen.

Genug aber von den möglichen Phantasien über Erklärungen. Für Hitler selbst war sein Antisemitismus ein Antisemitismus der Vernunft, der aus seinem vermeintlichen Wissen über die Juden und ihre verderbliche Rolle folgt. Damit negiert er eine eventuell vorhandene persönliche Ursache.
Antisemitismus des Gefühls lehnt er ab, auch wenn er ihn schon einmal in Gestalt der sogenannten Reichskristallnacht erlaubt. Überhaupt: ein merkwürdiger Begriff als ob nur Glas zerschlagen worden wäre.
Über das Aussehen dieses Antisemitismus brauche ich nichts weiter zu sagen.

Wir sind immer noch bei den Ideen Hitlers - die natürlich nicht seine sind.

Zu ergänzen ist natürlich die Idee der Ungerechtigkeit, die sich auf zweierlei bezieht: auf die Ungerechtigkeit des Versailler Vertrages und auf die Ungerechtigkeit des Kapitalismus.
Den Nationalsozialismus als rechts anzusehen stimmt aus heutiger Sicht, ist aber bei genauerer Betrachtung doch nicht so ganz aufrecht zu er halten. Es gab durchaus sozialistische Elemente, und es gab entsprechende Flügelkämpfe in der NSDAP.

Und es gibt einen interessanten Satz von Hitler zum Begriff Nationalsozialismus, in dem er sagt, Sozialismus sei die Verantwortung des Ganzen für den Einzelnen und Nationalismus sei die Hingabe des Einzelnen an das Ganze. So vollkommen falsch kann man diesen Satz nicht ansehen, wenn man einen positiven Begriff von Nation hat.

Ungerechtigkeiten zu beseitigen ist natürlich ein beliebtes Thema an den Stammtischen – und von den Stammtischen kommt Hitler ja her –, wobei ich glaube, dass Hitler in Grenzen wirklich ein Gefühl für Ungerechtigkeit hatte, wenn auch von wahnhafter Ausprägung.

Das Gefühl für Gerechtigkeit ist für ihn gebunden an einen ziemlich starken Sozialdarwinismus. Gerechtigkeit ist für ihn nicht die demokratische Gleichheit aller[13] – das hasst er –, sondern die Bevorzugung des Fittesten – für ihn ist das meist der Stärkste. Sozialdarwinismus war damals durchaus im Schwange, aber eigentlich mehr als theoretisches Konzept. Aus dem wollte Hitler Ernst machen. Verbunden damit ist die Idee der Aristokratie. Zur real existierenden Aristokratie hat er wahrscheinlich ein zwiespältiges Verhältnis gehabt: Einerseits war es wohl von Ehrfurcht geprägt – wie es sich etwa an seinem frühen Verhältnis zu Ludendorff zeigte, dem gegenüber er sich unterwürfig zeigte. Das konnte er auch später noch abrufen, etwa auch Hindenburg gegenüber. Aber da war es schon mehr Taktik, der Versuch, sich dieser gegenwärtigen Aristokratie zu bedienen. Andererseits gab es wohl einen Komplex von Neid und Hass gegen die Aristokratie, der wahrscheinlich davon ausging, dass er nicht dazugehörte – eine narzisstische Kränkung – und der sich in der Vorstellung von Dekadenz und Unmoral der Aristokratie rationalisierte. Seine Idee ist eine neue Aristokratie von Stärke. Ein Zitat dazu:

Wir sind Barbaren. Wir wollen es sein. Es ist ein Ehrentitel. Wir sind es, die die Welt verjüngen werden. Diese Welt ist am Ende.

---

[13] Die demokratische Gleichheit meint natürlich auch nicht wirklich die tatsächliche Gleichheit aller, sondern die Gleichheit an Rechten und Pflichten und Würde zum Zeitpunkt der Geburt und die Gleichheit in den Möglichkeiten, sich zu verwirklichen.

Natürlich ist Aristokratie der Demokratie ziemlich entgegengesetzt. Hitler treibt den Gegensatz auf die Spitze, als er von der Germanischen Demokratie spricht, die eigentlich eine Autokratie ist, denn in ihr gilt das Führerprinzip. Die Extremform der Aristokratie.
Der Rest des Volkes wird gnadenlos und vollständig sozialisiert:

> *Es ist notwendig, daß wir Gliederungen entwickeln, in denen sich das ganze Einzelleben abspielen muß. Jede Tätigkeit und jedes Bedürfnis jedes einzelnen wird demnach von der durch die Partei vertretenen Allgemeinheit geregelt. Es gibt keine Willkür mehr, es gibt keine freien Räume, in denen der einzelne sich selbst gehört. Die Zeit des persönlichen Glücks ist vorbei.*

Das könnte man fast als kommunistische Vorstellungen bezeichnen. Und das sagt jemand, der selbst noch nicht wirklich ein Individuum ist.

Das, was mich so entsetzt, ist, dass die existierende parlamentarische Demokratie, wissend oder zumindest wissen könnend, was Hitler will (denn es steht so ziemlich alles in „Mein Kampf") nicht wirklich etwas gegen Hitler unternimmt, sondern in einem unglaublichen Akt der Selbstaufgabe die Macht in Hitlers Hände legt.

Worauf kann sich eine sozialdarwinistisch begründete Aristokratie begründen? Auf Fähigkeiten und auf Abstammung. Fähigkeiten sind aber individuelle Fähigkeiten, und die kann Hitler als nicht vollständig zum Individuum Gewordener entweder nicht erkennen oder er muss sie, wenn er sie erkennt, hassen.
Es bleibt also nur die Abstammung. Hitler schreitet sozusagen vom Individuum Odysseus zurück zu den anderen HOMERischen Griechen, die sich selbst durch Stärke und Abstammung definieren, noch nicht aber durch so etwas wie ein individuelles Ich.
Dabei ist für ihn die Abstammung das Wichtigste, aber gröber als bei HOMER. Dort war der ein Held, der auf eine väterliche Ahnenkette von Helden zurückblicken konnte. Bei Hitler reicht die arische Abstammung. Innerhalb dieses Arischen will er nun eine

möglichst strenge Zuchtwahl betreiben - etwas, das die Griechen zu Zeiten HOMERs[14] so nicht kannten. Es müssen – im (falsch verstandenen Sinne DARWINs, die untauglichen Mutationen ausgemerzt werden und es darf keine Infektion des Volkskörpers geben.

Man ist bei der Judenfrage recht deutlich an individuelle Infektionsvorstellungen erinnert – zumal an chronische Infektionen. Allens Miasmenauffassung und seine extremen Formulierungen passen für mich gut auf die Hitlerische Übertragung des Infektionsmodells auf den Volkskörper. Der bereits erwähnte STREICHER war da noch deutlicher. Und auch im Krebs –vor dem sich Hitler fürchtete und an dem seine Mutter starb – vermutete man damals eine Infektion.

Zusammenfassend muss ich sagen, dass ich es für falsch erachte, Hitlers Ideen und Theorien einfach von vornherein nur als dummes Zeug zu betrachten (obwohl sie es sind). Man sollte sie vielmehr ernst nehmen, denn erst dann können wir uns wirklich damit auseinandersetzen.

Aber ich sprach gerade von der Infektionsidee. Hitler hatte ziemliche Angst vor Infektionen – nicht nur auf den Volkskörper, sondern auch auf sich persönlich bezogen. Insbesondere hatte er Angst vor Krebs und vor Syphilis. Der Syphilis widmet er immerhin in „Mein Kampf" ein eigenes Kapitel.

Hitler und die Syphilis

Das meine ich in zweierlei Hinsicht:
Einmal das syphilinische Miasma und zum anderen die Krankheit Syphilis.
Es ist sehr naheliegend, dass wir bei Hitler das syphilinische Miasma vor uns haben. Diese Zerstörung, dieser Hass passen einfach zu gut dazu. Wir sollten dabei aber auch nicht vergessen, dass das nur die eine Seite der Syphilinie darstellt. Die Frage ist, ob das alles ist und die Frage ist auch, auf welchem Wege er dorthin gekommen ist.
Gehen wir ganz weit zurück, dann finden wir eine carcinosinische Störung: Die Unfähigkeit der Mutter, ihr Kind unbedingt anzu-

---

[14] Erst mit PLATON kommt diese Idee in die Welt, also viel später.

nehmen und zu lieben, dafür aber das Füttern. Davon wird natürlich auch die Psora beeinflusst, die sich bei Hitler eher als sulphurisch zu gestalten scheint – bei allen Gegenargumenten, die man zu Sulphur anwenden kann.

Wie steht es mit der Tuberkulinie?
Hier manifestieren sich seine Probleme umso mehr. Die Tuberkulinie scheitert völlig.

Sykose?
Die Sykose erfährt eine recht deutliche Ablehnung, zunächst in der Ablehnung des väterlichen Berufswunsches, weiter in der Ablehnung einer Einordnung in eine Hierarchie. Eigentlich gibt es für Hitler von Anfang an nur einen Platz: Der Führer.

Die Syphilinie ist sein eigentliches Miasma: die größtmögliche Distanz zu den anderen Menschen bis hin zur Distanzierung durch Massenmord bei gleichzeitiger maßloser Selbstüberhebung. Das wird aber durchbrochen von immer wieder auftretenden suizidalen Tendenzen, die auf narzisstische Kränkungen folgen. Das passt natürlich ebenfalls in die Syphilinie.
Die Linie Psora-Syphilinie wird durch das Mittel Sulphur vertreten, was wohl erklärt, das Sulphur, das intuitiv nicht passt, doch so weit vorn erscheint. Aber ich denke, dass z.B. Veratrum der gleichen Linie wie Sulphur entspricht, nur sehr viel akzentuierter.

Das ist der miasmatische Aspekt.

Daneben gibt es den Aspekt der Krankheit Syphilis. Es bleibt natürlich bei einer Person wie Hitler nicht aus, dass behauptet wird, er hätte Syphilis gehabt von einer jüdischen Prostituierten selbstverständlich.
Diese stammt immerhin von Simon WIESENTHAL, ist aber ziemlich aus der Luft gegriffen. Es gibt keine Belege dafür. Immerhin kommt aber nach Hitlers Meinung die Syphilis von den Juden. Damit ist er nicht der erste. Ähnliches wurde schon bald nach dem ersten Ausbruch der Seuche Ende des 15. Jahrhunderts behauptet.

In seinen Krankenakten findet sich allerdings nicht der geringste Hinweis hierfür. Immerhin war Salvarsan seit 1910 erhältlich und die Wassermann-Reaktion war auch bekannt. Natürlich können Unterlagen verschwunden sein, aber das ist Spekulation. Es gibt aber einen Eintrag von MORELL: „Wassermann negativ". Das stammt aus dem Jahr 1940. Wie lange mit der Wassermann-Reaktion Antikörper einer etwa schon kurz nach 1910 mit Salvarsan ausgeheilten Syphilis nachweisbar wären, entzieht sich meiner Kenntnis.

Man könnte natürlich von einem durch die Syphilis ausgelösten Größenwahn sprechen, allerdings sind die Züge, die sich später zum Größenwahn steigern sollten, schon beim Kind nachweisbar, und eine konnatale Syphilis erscheint doch ziemlich unwahrscheinlich. Jedenfalls gibt es keine Anhaltspunkte dafür.

Auch die neurologischen Symptome, die er hatte, könnte man mit Syphilis in Verbindung bringen. Parkinson erscheint aber als wesentlich wahrscheinlicher.

Dennoch ist die Syphilis bei Hitler bedeutsam, denn er widmet ihr in "Mein Kampf" ein eigenes Kapitel.

Die Syphilis ist eine schlimme Krankheit. Das ist wahr. Aber die Tuberkulose war eine Infektionskrankheit, deren Bedeutung wesentlich stärker war und über die sich Hitler kaum auslässt. Nun ist natürlich die Syphilis wesentlich anrüchiger als die Tuberkulose, die romantische Krankheit. Tendenziell ist Tuberkulose mehr schicksalhaft, während Syphilis durch unmoralische Handlungen – also durch eigene Schuld – erworben wird.[15]

Für Hitler sind die Bordelle schuld an der Syphilis – was ja zweifellos auch richtig ist, wenn auch nicht ausschließlich. Immerhin ist die Syphilis in Europa als Seuche durch die Öffnung von Bordellen entstanden, am 22.2.1495, als um die Mittagszeit die Armee Karls des Achten kampflos in Neapel einmarschierte und die Bordelle geöffnet wurden. Das war der Beginn, auch wenn es vorher schon einzelne Fälle gegeben hatte.

Die Schließung der Bordelle ist die logische Forderung Hitlers. Offenbar ist er aber so realistisch, dass das Verbot von Prostitution nicht ausreichend ist. Er forderte daher die Erlaubnis, jung zu hei-

---

[15] Siehe hier auch wieder die Darstellung der Miasmen bei ALLEN

raten (wie jung, das schreibt er nicht). Dabei bezieht er sich vor allem auf die Männer, denn Frauen haben ja in der Ehe sowieso die passive Rolle. Soweit kann man das ja noch einigermaßen nachvollziehen (wenn auch nicht gutheißen).

Dann aber bringt er die Syphilis in wahnhafter Form mit seinem Lieblingsfeind, den Juden in Verbindung. Das geschieht vordergründig durch die Meinung, Juden seien für die Prostitution (wie auch für sexuelle Perversionen) verantwortlich. Hintergründig verschmilzt aber das Problem der Syphilis mit der Frage des reinen Blutes.

Und das ist nicht uninteressant: Zwar ist zu Hitlers Zeit die Verursachung durch Mikroben bekannt und damit die Ansteckung, es gibt aber historisch die Meinung, dass die Syphilis durch unreines Blut entstünde. Und tatsächlich wurden – wie könnte es anders sein – Juden angeschuldigt, dass durch die Mischung des Blutes mit dem jüdischen die Syphilis entstanden sei.

Fast scheint es, dass Hitler diese alten Anschauungen wieder hervorkramt. Allerdings ist bei seinem geringen Bildungsgrad unwahrscheinlich, dass er sie gekannt hat.

Mit anderen Worten ist die beste Bekämpfung der Syphilis die Entfernung der Juden. Und dann sind auch Bordelle wieder möglich – natürlich in rassisch einwandfreier Form. Es geht Hitler also nicht um eine Sexualmoral als solche, sondern es geht ihm um die Reinheit des Blutes. Und der Beweis für die Unreinheit des Blutes, sprich: für die Durchseuchung mit jüdischem Blut, ist die Syphilis.

In einer völkischen Homöopathie könnte man jetzt den Miasmengedanken erweitern: Ein Miasma ist eine durch Vermischung entstandene Unreinheit des Blutes / der Vererbung. Und die Juden sind die Verursacher. Immerhin nicht nur der Syphilinie, sondern – HAHNEMANN folgend – auch der Psora, und – wieder Hitler folgend – auch des Krebses. Juden sind der Krebs und die Syphilis. Und natürlich nicht die GIENOWsche Parasitose vergessend: Juden sind natürlich auch Parasiten. Und sie sind auch die Rassentuberkulose. Die Sykose finden wir bei Hitler nicht direkt als Krankheit in Bezug auf die Juden. Aber sein Widerwille gegen das organisierte Staatssystem – mit anderen Worten, gegen den Gesellschaftsvertrag – entspricht schon seinem Widerwillen gegen die Sykose. Somit wären die Juden schließlich für alle Miasmen verantwortlich oder besser: Sie <u>wären</u> alle Miasmen. Gelänge es, die Juden zu entfernen, könnten wir schließlich durch eine vorübergehende Eugenik im Volk die Miasmen ausrotten, was die Volksgesundheit ungeahnt fördern würde. Allerdings bräuchten wir dann auch wieder Lebensraum.

Eine weitere Frage ist, ob bei dieser eindeutigen syphilinischen Betonung für Hitler Syphilinum in Betracht käme. Bei meiner großen Repertorisation ist es nicht unter den ersten 20 Mitteln, aber irgendwie hat es doch auch etwas für sich.
Syphilinum hat zunächst den Größenwahn. In der Rubrik stehen nur 16 Mittel. Weiter gibt es verschiedene Ängste, die auf Hitler zutreffen und die Syphilinum abdeckt, unter anderem natürlich die Furcht vor Syphilis. Und schließlich die Furcht vor Krankheitserregern, und – verbunden damit – den Waschzwang.
Das reicht nicht, um bei der Fülle der Symptome, die man bei Hitler finden kann, Syphilinum wahrscheinlich zu machen, aber wenn man sich neben den vordergründigen Mitteln entscheiden würde, eine Nosode zu geben, etwa als Zwischenmittel, so wäre Syphilinum ganz sicher die erste Wahl.

Wieder etwas Biografie...

Hitlers beste Jahre waren wohl die auf 1927 folgenden 10 Jahre. Mit „beste Jahre" meine ich nicht das, was ich selbst darunter verstehen würde, sondern ich meine den Erfolg. In der Tat hat Hitler ein ziemliches politisches Gespür entwickelt. Oder ist es nur ein Glücksfall für ihn gewesen, dass er schließlich der Führer wurde? Er hat bis dahin eine ziemlich kompromisslose Linie eingehalten, ist mit niemandem ein Bündnis eingegangen, und wenn, dann nur, um denjenigen oder diejenige Organisation zu benutzen und danach wegzuwerfen. Von den Zielen her hat sich überhaupt nichts geändert, nur vorübergehend hat er andere Mittel verwendet, indem er nach dem Münchener Putsch versuchte, die Macht durch legale Mittel zu erringen, was ihm bekanntlich auch gelungen ist.
Er wurde zwar gewählt, kam aber dennoch durch eine Intrige an die Macht, in deren Zentrum Hindenburg stand, der den Reichskanzler bestimmte, neben verschiedenen Personen, die das Ver-

trauen in die parlamentarische Demokratie verloren hatten und sich daher nach einer Führerpersönlichkeit sehnten und die Illusion hegten, ihn gewissermaßen parlamentarisch "einrahmen" und so kontrollieren zu können. Man hätte auch ein Bündnis gegen Hitler schmieden können. Papen wollte das, es kam aber nicht zustande.

Der Parlamentarismus hat damals vollkommen versagt, und zwar in allen Lagern. Ok, er hatte es auch nicht leicht. Mit dem Ende des ersten Weltkriegs entstanden, hatte er zu kämpfen mit den Versailler Beschlüssen, die in Deutschland ziemlich einhellig als einseitige Schuldzuweisung und als Knebel empfunden wurden. Einerseits sind das die 20er Jahre, in denen eine enorme kulturelle Freiheit herrschte und auch Freiheit der Lebensformen. Andererseits sind da die Hyperinflation von 1923, die viele Vermögen vernichtet hat und dann die Weltwirtschaftskrise, die sich enorm auswirkte. Die noch junge Demokratie hatte also zu kämpfen. Und sie war noch fragil. Es musste fast zwangsläufig einen Rückschlag geben. Dass diese Lücke ausgerechnet von Hitler und seiner NSDAP gefüllt wurde, war natürlich sie schlimmste Möglichkeit, weil Hitler in erstaunlich kurzer Zeit alle demokratischen Institutionen abschaffte und es tatsächlich schaffte, das Führerprinzip zu verwirklichen.

Niemand kann sagen, dass er das nicht von Anfang an vorgehabt hätte und auch gesagt und geschrieben hat. Aber dass er das auch durchziehen würde, daran dachte offenbar niemand.

1937/1938 war er wohl auf der Höhe seiner Macht, mit ein paar Krisen. Es wurde langsam Zeit, seine eigentlichen Pläne zu verwirklichen.
Auch da bewies er am Anfang so etwas wie politisches Gespür – oder es war nur seine Art, von seiner Meinung und seinen Vorhaben nicht abzuweichen bzw. solches nur taktisch vorzuspielen.
Man bedenke, was er erreicht hat: Österreich gehört zu Deutschland, Tschechien ebenfalls. Er ist der unumstrittene Führer.
Aber das ist nichts gegen seine eigentlichen Pläne: Ich erinnere: Versailles umkehren, Lebensraum im Osten und die sogenannte Judenfrage.

Der Krieg war eigentlich von Anfang an ein Zweifrontenkrieg. Polen musste er angreifen, weil er für den Angriff Russlands eine gemeinsame Grenze brauchte. Dummerweise stellt sich aber Großbritannien dann doch auf die Seite Polens und Frankreich ist sowieso der klassische Verbündete Polens. Nach der Einnahme Polens in drei Wochen wird daher Frankreich angegriffen und auch das ist innerhalb kurzer Zeit erfolgreich. England ist das Problem. Womöglich hätte man sich an dieser Stelle über Verhandlungen irgendwie einigen können und es hätte ein mächtiges Deutschland in der Mitte Europas gegeben. Aber gnadenlos muss der ursprüngliche Plan durchgeführt werden: der Angriff gegen Russland. Darum geht es ihm eigentlich. Und England, auf das er so gehofft hatte, spielt nicht mit...[16]

Das ist jetzt eine recht summarische Darstellung. Aber es geht mir ja nicht um die Historie, sondern um Hitler. Und es scheint so zu sein, als ob in dem Moment, als der Krieg eigentlich nicht mehr zu gewinnen war, das zweite Vorhaben in den Vordergrund rutschte: die Vernichtung der Juden. Dazu muss ich nichts weiter sagen. Ein oder zwei Jahre mehr und es wäre geschafft gewesen. Wenn der eine Plan zerschlagen wird, kann der andere immer noch in Erfüllung gehen. Aber ablassen kann er auch von dem zerschlagenen Plan nicht mehr, als ob die Wunschvorstellung der Realität als gleichwertiges oder sogar überwertiges Bild entgegenstünde.

Ganz so verschieden sind die beiden Pläne aber dann doch nicht, wenn man die Idee der jüdisch-bolschewistischen Weltverschwörung annimmt und dazu den Aufruf von Chaim WEIZMANN, dass sich alle Juden der Welt auf die Seite Englands schlagen sollen.

Das Bild der letzten Zeit

Gegen alle Wahrscheinlichkeit beschwört Hitler den Sieg. Seine Umgebung nimmt das erstaunlich lange so auf und glaubt es. Zwei Panzer stehen irgendwo 1000 gegenüber, der Befehlshaber erscheint und berichtet von der hoffnungslosen Lage, und er geht befriedigt weg, weil Hitler neue Divisionen verspricht, die er nicht mehr hat. Und das war eigentlich klar.

---

[16] Eigentlich bewundert Hitler England und eigentlich verachtet er die Deutschen, was wieder etwas mit seinem Narzissmus zu tun hat, diesmal als Gruppennarzissmus.

Die Devise ist (wie früher erfolgreich): Kein Schritt zurück! Stalingrad ist das Beispiel dafür. Nahezu 250000 Tote. Davon hätte er mindestens die Hälfte retten können.
Mit dem Beginn des Angriffs auf Russland ist Hitler scheinbar ein anderer als der Agitator, den man vorher kannte. Er lebt nahezu völlig isoliert und er bietet - auch schon vor dem Staufenberg-Attentat – ein Bild des körperlichen Verfalls. Er grübelt lange vor sich hin und geht aus dem Bunker gerade noch nach draußen, um einen kleinen Spaziergang mit dem Hund zu machen..

Apropos Hund:
Es wird oft behauptet, Hitler sei tierlieb gewesen. Dazu ist zu sagen, dass, wenn er überhaupt ein Wesen lieben konnte, seine Hunde sicher nicht dazugehörten. Vielmehr hatten diese zu gehorchen - Hunde sind ja das Urbild des Gehorchens. Wenn nicht, wurden sie geschlagen. Und nun ja, das Gift für den schließlichen Selbstmord hat Hitler an seiner Hündin Blondie ausprobiert – erfolgreich. Er hätte sie auch einfach gehen lassen können.

Aber zurück...

Das Grübeln wechselt sich ab mit Aktivität und – das wird schlimmer werden – mit Toben. "*Brütet, grübelt - abwechselnd mit - Schreien*" (Veratrum).
Er ist eigentlich recht untätig, das wird nur unterbrochen durch die Pflichten, die Mittags- und Abendlage, und dadurch, dass er jemanden fertigmachen kann. Er fühlt sich verfolgt und betrogen.
Jemand (ich weiß leider nicht mehr, wer) sagte, dass er der Selbsttäuschung bedurfte, um überhaupt handeln zu können. Mit anderen Worten geht es immer noch um das Welt-Konstrukt, das schon erwähnt wurde und das für Double bind typisch ist – klinisch für Schizophrenie, Borderline und pathologischen Narzissmus, oder auch für die Eidetiker-Persönlichkeit.
In Berlin schließlich wird das noch schlimmer:
Es wird von einem grauen Gesicht, einem gebeugten Körper berichtet und davon, dass die Stimme immer leiser wurde. Ein gebrochener Mann also. Aber Zornesausbrüche gibt es immer noch.

Er bot körperlich ein furchtbares Bild. Er schleppte sich mühsam und schwerfällig, den Oberkörper vorwärts werfend, die Beine nachziehend von seinem Wohnraum in den Besprechungsraum des Bunkers. Ihm fehlte das Gleichgewichtsgefühl; wurde er auf dem kurzen Weg (20-30 m) aufgehalten, musste er sich auf eine der hierfür an beiden Wänden bereitstehenden Bänke setzen oder sich an seinem Gesprächspartner festhalten... Die Augen waren blutunterlaufen; obgleich alle für ihn bestimmten Schriftstücke mit dreimal vergrößerten Buchstaben auf besonderen „Führerschreibmaschinen" geschrieben waren, konnte er sie nur mit einer scharfen Brille lesen. Aus den Mundwinkeln troff häufig der Speichel.

Das ist nun in der Tat ein Bild des Jammers. Hitler muss auf irgendeiner Ebene bewusst gewesen sein, dass der Krieg verloren ist, schon in der Wolfsschanze und erst recht in Berlin. Fast bis zum Schluss setzt er dem aber ein Wahnbild entgegen - er dirigiert Divisionen, die es nicht mehr gibt, unternimmt Gegenangriffe, für die längst das Material fehlt, und jenseits dieser Wahnideen sitzt er einfach nur brütend da.

Historische Beispiele von Rettung in letzter Minute beschäftigen ihn – aber auch der Tod ROOSEVELTS ändert nichts. Und schließlich ruft die Prophezeiung von fragwürdigen Astrologen im Hauptquartier zeitweise sogar Euphorie hervor, an der auch Hitler teilhat – aber nur sehr kurz. Was er nicht verliert, ist seine Härte gegen jede Abweichung von seiner Linie. Göring spürt das, Himmler spürt das, Goebbels auch – obwohl er der letzte ist, der zu ihm hält.

Die schon lebenslang vorhandenen suizidalen Neigungen kommen wieder zur Geltung. Aber diese Art der Zerstörung ist nicht die einzige. Er will Deutschland zerstören. Die Leute, die in Deutschland leben, sind ihm egal, nur soll der Feind verbrannte Erde vorfinden. Zum Glück wurde dieser letzte Befehl nicht überall und nicht in seiner letzten Konsequenz befolgt. Diese wäre gewesen, dass die Deutschen sich in die Mitte von Deutschland zurückziehen (womöglich zu Fuß) und dem Feind eine vollständig zerstörte Infrastruktur hinterlassen. Das war so vollkommen sinnlos!

Eva Braun ist zu ihm gekommen und er heiratet sie einen Tag vor dem gemeinsamen Suizid. Hätte er sie nicht einfach wegschicken können? Nach Argentinien? Mir scheint, dass es ihm auch hier um die letzte Inszenierung ging: den Liebestod. Ich glaube ihm kein Stück davon. Entweder es ist eine großartige WAGNERsche Inszenierung oder er kann es einfach nicht ertragen, dass er stirbt und andere überleben, weshalb diese mit ihm sterben sollen.

Und mir scheint, dass sein ganzes Leben eine einzige großartige Inszenierung in WAGNERscher Manier sein sollte. Sein geplanter Umbau Berlins ist eigentlich eine gigantische Opernkulisse, genau wie Nürnberg. Und Hitler ist der tragische Held.

Schauspielerei

Die Schauspieler in der Materia medica sind in der ersten Linie Phosphor und Mercurius. Lycopodium schauspielert auch, aber nicht als Profession, sondern mit dem Vorhaben, dass niemand die eigene Minderwertigkeit erkennen soll. Bei Veratrum ist das ähnlich: Auch hier gibt es eine gefühlte Minderwertigkeit bzw. narzisstische Kränkungen, die unter allen Umständen kompensiert werden müssen. Die Kompensation besteht in der Darstellung der eigenen Großartigkeit. Zu erwähnen ist beim Thema Schauspielerei auch Sulphur, denn Sulphur liebt ebenso die große Geste und Sulphur ist bei aller gefühlten Genialität manchmal in Details recht ungenau, was er wiederum durch die große Geste leicht überspielen kann.

Jeder Schauspieler muss narzisstisch sein. Damit meine ich nicht einmal in erster Linie den Beifall am Ende des Stückes, für den sich letztendlich vieles lohnt. Sondern ich meine die Selbstbezogenheit: Der Schauspieler hat die Macht über sich selbst, er kann willentlich zu jemand anderem werden. Er ist nicht an ein einmal festgelegtes Ich gebunden. Und das bedeutet eine große Macht. Über sich selbst verfügen können, sich selbst bestimmen zu können.
Damit sind wir wieder beim Narzissmus.

HILLEBRECHT bringt das offenbare Schauspieltalent Hitlers auch mit den eidetischen Fähigkeiten zusammen. Natürlich ist jemand, der sich Texte gut merken kann und auch Verhaltensweisen anderer abrufen kann, zum Schauspieler prädestiniert. HILLEBRECHT führt an, dass er in seiner entscheidendsten Rede vom 24. März 1933, in der es um das Ermächtigungsgesetz ging, wörtlich ganze Absätze Reden anderer vom Vortag übernommen hat. Er erreichte die erforderliche Zweidrittelmehrheit.

Das war die Selbstaufgabe des Parlaments.

Noch einmal: Der Narzissmus

Präzisierend ist natürlich nicht der normale Narzissmus gemeint, sondern eine narzisstische Persönlichkeitsstörung oder (und vielleicht besser) der pathologische Narzissmus, wie KERNBERG formulierte. Von seinen deskriptiven Kriterien passt einiges zu Hitler:

1) Narzisstische Persönlichkeiten fallen auf durch ein ungewöhnliches Maß an Selbstbezogenheit im Umgang mit anderen Menschen, durch ihr starkes Bedürfnis, von anderen geliebt und bewundert zu werden, und durch den eigenartigen (wenn auch nur scheinbaren) Widerspruch zwischen einem aufgeblähten Selbstkonzept und gleichzeitig einem maßlosen Bedürfnis nach Bestätigung durch andere.

2) Sie haben wenig Empathie, wenig Gefühle. Außerhalb der Bewunderungsphasen ist nichts mehr da außer Rastlosigkeit und Langeweile.

3) Sie beneiden andere, sie idealisieren diejenigen, von denen narzisstische Zufuhr zu erwarten ist, empfinden hingegen Verachtung für diejenigen, von denen das nicht zu erwarten ist. Und natürlich kann das schnell umschlagen.

4) Sie fühlen, dass sie das Recht haben, über andere zu herrschen. Kälte. Hitler spricht oft von Eiseskälte in seinen Handlungen.

5) Diese Herrschsucht dient als Abwehr von paranoiden Tendenzen und die paranoiden Tendenzen kann man als Projektion oraler Wut auffassen.

6) Die Objektbeziehungen sind problematisch und bedrohlich, weil sie unfähig sind, sich auf gute Objekte zu verlassen.
KERNBERG fasst wie folgt zusammen:

> *Die Hauptkennzeichen narzisstischer Persönlichkeiten sind also Größenideen, eine extrem egozentrische Einstellung und ein auffälliger Mangel an Einfühlung und Interesse für ihre Mitmenschen, so sehr sie doch andererseits nach deren Bewunderung und Anerkennung gieren. Sie empfinden starken Neid auf andere, die etwas haben, was sie nicht haben, und sei es einfach Freude am Leben. Es mangelt diesen Menschen nicht nur an Gefühlstiefe und an der Fähigkeit, komplexere Gefühle anderer Menschen zu verstehen, sondern ihr Gefühlsleben ist auch nur mangelhaft differenziert, die Emotionen flackern rasch auf und flauen gleich wieder ab. Was besonders auffällt, ist das Fehlen echter Gefühle von Traurigkeit, Sehnsucht, Bedauern; das Unvermögen zu echten depressiven Reaktionen ist ein Grundzug narzisstischer Persönlichkeiten. Von anderen verlassen oder enttäuscht, können sie in einen Zustand geraten, der äußerlich wie eine Depression erscheint: bei genauerer Untersuchung erweist sich jedoch, dass Wut, Empörung und Rachebedürfnisse dabei die Hauptrolle spielen und gar nicht so sehr eine echte Traurigkeit über den Verlust eines geschätzten Menschen.*

Die Abwehrorganisation ist ähnlich zu der des Borderliners, ein Unterschied zum Borderliner besteht in den intakten Ich-Grenzen, ein weiterer Unterschied besteht darin, dass pathologisch-narzisstische Persönlichkeiten oft besser kompensiert erscheinen, weil sie in bestimmten Bereichen aktiv und beharrlich arbeiten können (was aber dann auch wieder zu Zusammenbrüchen neigt, wenn eine narzisstische Kränkung vorkommt).
Und noch ein wichtiger Satz von KERNBERG:

Solche Menschen weisen in angsterregenden Situationen oft ein erstaunliches Maß an Selbstbeherrschung auf, so daß auf den ersten Blick leicht der Eindruck einer gut entwickelten Angsttoleranz entsteht; bei genauerer analytischer Untersuchung zeigt sich jedoch, daß diese Angsttoleranz nur um den Preis gesteigerter narzißtischer Größenphantasien und eines Rückzugs in eine Art von „splendid isolation" aufrechterhalten werden kann und jedenfalls nicht als Ausdruck realer Gefahrensituationen anzusehen ist.

Gibt es irgendetwas an dieser Beschreibung, das nicht auf Hitler zuträfe?

Insbesondere dem letzten Satz stimme ich sehr zu. Hitler hat eine entsprechene Strategie entwickelt. Er hat auf narzisstische Kränkungen (die Angst und Wut erzeugen) oft oder meistens in der gleichen Weise reagiert: Er hat sich selbst noch mehr überhoben und damit die gefährliche Situation hinter sich gelassen.
Und genau das ist typisch für Veratrum album.

Ich will ein paar Beispiele geben[17]:

Als er in der Realschule versagt, kapriziert er sich als Künstler.

Als er als Künstler an der Akademie abgelehnt wird, will er Architekt werden. Er unternimmt aber nichts in dieser Richtung.

Als er wegen seines Putschversuches im Knast sitzt, schreibt er „Mein Kampf".
Als er in Pasewalk von der Revolution hört, beschließt er, Politiker zu werden (bzw. hat er ein weitergehendes Erweckungserlebnis).

Als sich die Erfolge im Krieg umdrehen, beginnt er mit seinem zweiten ehrgeizigen Projekt, der Vernichtung der Juden in Europa.

---

[17] Es handelt sich hier um eine Verkürzung einer ausführlicheren Darstellung von HAFFNER.

Und er richtet seine Träume immer mehr auf die kommende Welthauptstadt Germania, die eine vollkommene architektonische Überhebung darstellt.

Als jeder sieht, dass der Krieg nicht mehr zu gewinnen ist, auch er selbst, erklärt er den USA den Krieg.

Und schließlich: Als er weiß, dass der Krieg verloren ist, will er Deutschland vernichten.

Das Ganze ist ständig begleitet von einer latenten Suizidalität, die er nur durch neue grandiose Hirngespinste abwehren kann. Als alles zerbrochen ist, nimmt konsequenterweise die Suizidalität überhand, was dann auch zum Suizid führt. Die ultimative narzisstische Kränkung, die irgendwann kommen muss, wenn man so wie Veratrum verfährt. Es sei denn...
Nun, eine Möglichkeit gibt es, dem auszuweichen:

Die vollständige Absonderung von allen anderen Menschen. Die eine Möglichkeit hierzu ist der Bunker oder die Insel in der Südsee. Letztere kann ich mir in Beziehung zu Hitler nicht vorstellen, wohl aber den Bunker, in dem er zwar nicht allein war, aber ich stelle ihn mir allein vor, Berge von Kuchen vertilgend und in seinem Bunker umherirrend. Vielleicht gibt es auch kein Licht mehr. Das stimmt so nicht mit der Wirklichkeit überein, sondern ist meine Phantasie. Aber sie stimmt teilweise. Er war weitgehend isoliert und er hat Berge von Kuchen gegessen.
Es gibt die Legende von einem indischen Herrscher, der alle Menschen aus der Hauptstadt umsiedeln lässt, damit er vollkommen allein und der unumstrittene Herrscher ist.
Tatsächlich ist der auf die endgültige Spitze getriebene Narzissmus derjenige, der auf narzisstische Zufuhr von außen verzichtet, der diese ganz aus sich bezieht, der niemanden mehr in seiner Nähe duldet, der eigentlich überhaupt kein lebendes Wesen neben sich wissen will. Du sollst keinen Gott neben mir haben. Die Konsequenz des religiösen Wahns ist das auch.
Da treffen wir uns wieder mit Erich FROMM. Ist die Nekrophilie womöglich die letzte Konsequenz des Narzissmus? Der einzige

Lebende zu sein? Hitlers Vernichtungswünsche an die Deutschen legen so etwas nahe.

Natürlich muss diese Nekrophilie abgewehrt werden, was ihm ganz gut gelingt. Er ist Nichtraucher, Vegetarier, kann kein Blut sehen, und will nicht einmal Schnittblumen haben., weil er nichts Totes um sich haben mag.

Nekrophilie als übersteigerter Narzissmus. Das bringt einiges zusammen.

Versuchsweise könnte man auch die Eidetiker-Hypothese hier einordnen, allerdings nicht in einem klinischen, sondern einem eher symbolischen Zusammenhang. Wer seine Vorstellungsbilder wie wirkliche Bilder vor sich sieht, der kann zwischen der Wirklichkeit und seinen Vorstellungen nicht unterscheiden, der steht also deutlich mehr im Zentrum als der, dem diese Unterscheidung gelingt. Oder könnte man den Eidetiker gar als Resultat des Narzissmus sehen? Das sind nun sehr theoretische Überlegungen.

Jedenfalls gab es den Hang zu Suizid.

Dazu will ich ein Zitat vorlesen.

Graf KEYSERLING 1933:

> *Hitler, den er genau studiert habe, sei nach Handschrift und Physiognomie ein ausgesprochener Selbstmördertyp, jemand, der den Tod suche, und verkörpere damit einen Grundzug des deutschen Volkes, das immer in den Tod verliebt gewesen sei und dessen immer wiederkehrendes Grunderlebnis die Nibelungennot sei. Die Deutschen fühlten sich nur in dieser Situation ganz deutsch, sie bewunderten und wollten den zwecklosen Tod als Selbstopfer. Und sie ahnten, daß Hitler sie wieder einer Nibelungennot, einem grandiosen Untergang entgegenführe; das faszinierte sie an ihm. Er erfülle damit ihre tiefste Sehnsucht, Franzosen und Engländer wollten siegen, die deutschen immer nur sterben.*

Ich meine, dass man das so nicht unbedingt stehen lassen kann, aber immerhin wurde das bereits 1933 geschrieben.

Hitlers körperliche Krankheiten bzw. Symptome

Wenn man von dem Parkinson absieht, der ihn gegen Ende befallen hatte, war Hitler nie ernsthaft körperlich krank – und auch die Diagnose des M. Parkinson kann man anzweifeln. Dafür gibt es aber etliche Symptome, die sehr wahrscheinlich psychosomatisch überlagert waren. Von der mutmaßlichen hysterischen Blindheit habe ich schon erzählt, viele der anderen Symptome scheinen aber eher hypochondrischer Natur zu sein. Aus der Erfahrung, dass die meisten seiner Geschwister gestorben waren und auch die Geschwister seiner Mutter, dann seine Mutter selbst mit 57 Jahren, entwickelte er die Vorstellung, er selbst habe auch keine lange Lebenszeit vor sich. Insbesondere vor Krebs fürchtete er sich. Man kann da wohl den Begriff der Carcinophobie verwenden.

Scharlach hat er gehabt und gut überstanden und die Mandeln sind ihm entfernt worden – oder auch nicht.
Dann ist von einem schweren Lungenleiden in der Kindheit die Rede, wegen dem er zur Erholung zu Verwandten aufs Land fuhr. Da denkt man natürlich an Tuberkulose. Dem scheint jedoch nicht so zu sein, da er sich recht schnell wieder erholt hat.
Man muss dabei auch den Kontext berücksichtigen. Der Arzt habe wegen dieser Erkrankung geraten, dass er möglichst nicht in einem Büro arbeiten solle. Das passt zur Auseinandersetzung mit dem Vater wegen der Beamtenlaufbahn. Wegen der Erkrankung erhielt er von der Mutter die Erlaubnis, sich an der Akademie zu bewerben. Der Arzt Bloch spricht nicht von einem schweren Lungenleiden. Es wird sich wohl um eine Pneumonie gehandelt haben oder noch wahrscheinlicher einfach um einen akuten Atemwegsinfekt, der von Hitler hochstilisiert wurde, um den Lebensroman stimmig zu machen. Das schwere Lungenleiden hat ihn dann auch geholfen, vom Militärdienst befreit zu werden – nachdem er sich diesem durch Flucht nach München entzogen hatte.
Im ersten Weltkrieg war er nicht krank – von Verwundungen abgesehen. Auf die Gelbkreuz-Vergiftung bin ich schon eingegangen.
An akuten Krankheiten gab es 1941 eine Ruhr, und man muss natürlich auch die Folgen des Stauffenberg-Attentats sehen: Zahlreiche Holzsplitter in den Beinen, perforierte Trommelfelle, aber das

sind mechanische Dinge, die homöopathisch keine Berücksichtigung finden müssen.

Eine Infektanfälligkeit lag wahrscheinlich vor, Infekte mit Beteiligung der Kieferhöhlen. Dann gab es einmal einen Ikterus – wahrscheinlich aber keine Hepatis vom zeitlichen Verlauf her. Und Ohngeräusche, aber das ist eher chronisch.

Die akuten Krankheiten sind also nicht entscheidend, wenngleich Hitler offenbar immer ziemlich gelitten hat.

Von den chronischen Krankheiten her ist zunächst einmal ein Reizdarmsyndrom oder etwas Ähnliches zu erwähnen.

Von den Symptomen her hatte er krampfhafte Bauchschmerzen, die entsprechend mit Spasmolytika behandelt wurden. Dazu kam Mutaflor und dazu kamen sogenannte „Gaspillen".

Hypothetisch wurden diese Beschwerden auf die vegetarische Ernährung zurückgeführt. Man sagte, er habe Rohkost und Müsli gegessen. das ist dann natürlich nachvollziehbar – aber es scheint nicht zu stimmen. Hitler war kein Vollvegetarier (Leberknödel). Genaue Symptome, die homöopathisch weiterhelfen könnten, habe ich nicht gefunden.

Und dann natürlich der M.Parkinson – wenn es sich tatsächlich darum gehandelt hatte.

Und koronare Herzkrankheit.

Man muss noch etwas zu den Medikamenten sagen: Hitler hat viele Medikamente eingenommen, kein Wunder, wenn man einen Leibarzt und mehrere Begleitärzte hat. Es stellt sich natürlich die Frage, ob diese Medikamente ihm geschadet haben könnten. Ich sage es gleich, dass die Frage nicht eindeutig zu beantworten ist.

Einerseits lebte er sehr gesund als Fast-Vegetarier, Fast-Antialkoholiker und totaler Nikotinabstinenzler, andererseits nahm er pfundweise Medikamente. Man spricht von bis zu 90 verschiedenen Medikamenten, die nicht durchweg harmlos waren.

Da gibt es die Antigas-Pillen, die Belladonna und Strychnin enthalten, allerdings in geringen Dosen, ein Sedativum mit Barbiturat und Brom, andere Schlafmittel auf Barbiturat-Basis, Kopfschmerztabletten mit Barbiturat (Optalidon), Calomel-Pulver, Cardiazol gegen die angebliche Herzschwäche verschiedene Mittel gegen die

Koronarsklerose, Dolantin (Pethidin), Eukodal (Morphinderivat), Pervitin (Methamphetamin, Speed). Insbesondere beim letzten wird eine Abhängigkeit angenommen und bei häufiger Anwendung von verschiedenen Barbituraten kann man fast mit Sicherheit ebenfalls von einer Abhängigkeit ausgehen.

In seiner letzten Zeit war Hitler ein Wrack. Ob das mit multiplen Substanzabhängigkeiten zu tun hat, kann man nicht mehr sagen. Aber passen würde es, auch zu einer möglichen Borderline-Störung.

In der folgenden Repertorisation sind noch ein paar Symptome erwähnt, die ich im Text nicht aufgeführt habe.

1	Gemüt - Drogen - Verlangen nach - psychotropen Drogen; nach	12
2	Gemüt - Furcht - Krebs	64
3	Gemüt - Hypochondrie	137
4	Gemüt - Morphiumsucht	35
5	Mund - Geruch - faulig	120
6	Abdomen - Schmerz - chronisch - krampfartig	2
7	Kehlkopf und Trachea - Polypen - Stimmbänder	4
8	Kehlkopf und Trachea - Stimme - heiser, Heiserkeit - Sprechen - amel.	5
9	Allgemeines - Abführmitteln, Laxanzien; Mißbrauch von	5
10	Allgemeines - Erkältung - Erkältungsneigung	168
11	Allgemeines - Körpergeruch - übelriechend	58
12	Allgemeines - Medikamente - allopathische - Mißbrauch von	36
13	Allgemeines - Narkotika - agg.	68
14	Allgemeines - Narkotika - Verlangen nach	7
15	Allgemeines - Parkinson-Syndrom	84

	nux-v.	ars.	lach.	sulph.	lyc.	phos.	op.	cham.	nit-ac.	merc.
	9/19	9/17	9/15	9/12	8/13	8/11	8/10	7/15	7/15	7/14
1	1	-	1	-	-	-	-	-	-	-
2	-	3	-	1	1	1	-	-	2	-
3	3	3	2	2	2	2	1	2	3	1
4	1	1	2	-	-	1	1	2	-	1
5	2	3	2	1	2	1	-	3	3	3
6	-	-	-	-	1	-	-	-	-	-
7	-	-	-	-	-	-	-	-	-	-
8	-	-	-	-	-	-	-	-	-	-
9	2	-	-	1	1	-	1	-	-	-
10	3	1	1	2	3	2	1	3	3	3
11	-	2	1	1	-	1	-	1	2	2
12	3	1	1	2	-	-	1	1	1	-
13	3	1	3	1	2	1	2	3	1	1
14	-	-	-	-	-	-	1	-	-	-
15	1	2	2	1	1	2	2	-	-	3

Nachvollziehbar sind für mich an dieser Stelle vor allem Nux vomica und Opium, vielleicht auch Nitricum acidum und Mercurius.

Die abschließende Repertorisation

Ich halte es eigentlich für sehr problematisch, eine Längsschnitt-Repertorisation zu machen. Menschen ändern sich und mit ihnen ändern sich auch ihr Hauptmittel. Bei Hitler scheint mir das aber legitim, denn mir scheint, dass er sich von seiner Wiener Zeit bis zu seinem Ende kaum geändert hat. Das wird auch von denen bestätigt, die ihn die ganze Zeit über kannten, allen voraus Kubizek. Vielleicht prägen sich im Laufe der Zeit gewisse Eigenschaften stärker aus, vielleicht kann er auch gewisse Sachen kompensieren.

So lässt er, der sich nicht gern ansehen ließ, sich dann später sehr gern fotografieren. Es existieren ja schließlich tausende Fotos von ihm. Er lernt einiges im Verhalten, aber vom Grunde her scheint es mir so, dass er sich vollkommen gleich bleibt.

Hier die umfangreichste Repertorisation, die ich je vorgenommen habe. Sie ist so umfangreich, dass man eigentlich annehmen sollte, dass sie nur noch aus Polychresten wie Sulphur, Lycopodium, Nux vomica usw. besteht. Aber ganz so ist es nicht:

Gesamtrepertorisation Adolf Hitler

141 Symptome

1)	Veratrum album	90/125
2)	Lachesis	69/111
3)	Stramonium	68/99
4)	Belladonna	63/104
5)	Phosphorus	63/94
6)	Sulphur	61/87
7)	Hyoscyamus	58/100
8)	Lycopodium	58/85
9)	Nux vomica	57/89
10)	Arsenicum album	56/80
11)	Platinum	55/68

Ab jetzt nur noch ausgewählte Mittel:

14)	Opium	47/66
17)	Anacardium	44/69
18)	Mercurius	44/60
19)	Cuprum	44/53
20)	Carcinosinum	40/47
21)	Aurum	39/52

Ich habe hier darauf verzichtet, die ausführlichen Tabellen wiederzugeben. Ich werde die Symptomentabelle im Anhang wiedergeben, – wobei dann, wie immer, nur die ersten zehn Mittel zu sehen sein werden.

Ja, ich entscheide mich tatsächlich für Veratrum album und befinde mich damit in guter Gesellschaft von BAILEY[18]. Der Kern von Veratrum ist für mich, dass eine narzisstische Kränkung mit einer Selbstüberhöhung beantwortet wird, und das immer wieder. Statt den Narzissmus einzuschränken, zu regulieren, in Kontakt mit anderen irgendwie einzuordnen, gibt es bei Veratrum nur diese eine Möglichkeit, ihn noch zu steigern, so dass ein hochpathologischer Narzissmus daraus wird (der jedoch nichts entschuldigt). Es muss nicht immer so ausgeprägt sein wie bei Hitler, aber die Grundtendenz ist auch bei leichteren Fällen vorhanden.

Es gibt durchaus auch Argumente für die meisten der folgenden Mittel, aber ich denke, dass Veratrum album sie alle schlägt.

Lachesis ist ebenfalls ein tief gespaltenes Mittel und kann durchaus auch am Rande einer Psychose sein. Insgesamt findet man Lachesis häufig bei akzentuierten Persönlichkeiten oder schlimmeren Störungen.

Die Nachtschatten, insbesondere Stramonium und Hyoscyamus, gehören selbstverständlich zu den möglichen Mitteln. Dabei ist Stramonium eher von heißer Wut und heißem Hass charakterisiert, während bei Hyoscyamus auch Eiseskälte vorhanden sein kann. Beides trifft auf Hitler zu. Wahnideen haben beide Mittel wobei der auf S. 67 beschriebene Liebeswahn eher auf Hyoscyamus weist. Belladonna steht irgendwie dazwischen.

Bei Phosphorus und Sulphur finden wir die Strahlkraft einer Person, die man bei Hitler wohl wahrnehmen kann. Auch wenn sie uns heute befremdlich erscheint und uns so gar nicht mehr anspricht, sondern eher mit Abscheu erregt, kann man sie doch für die damalige Zeit nicht negieren. Insgesamt erscheinen mir aber beide Mittel immer noch zu sehr im Bereich dessen, was ich als

---

[18] Ich muss gestehen, dass BAILEY der Grund dafür war, dass ich mich überhaupt homöopathisch mit Adolf Hitler befasst habe. Ich glaubte ihm seinen Vorschlag von Veratrum album nicht, sondern war eher für Nachtschatten, insbesondere Stramonium (was ja in der Repertorisation nicht so sehr weit weg ist). Nach mehreren tausend Seiten Lektüre musste ich aber zugeben, dass ich mich geirrt hatte. Ich bin jetzt von Veratrum überzeugt.

normal ansehe, als dass ich sie mit der hochpathologischen Persönlichkeit Hitler in Verbindung bringen möchte.

Nux vomica passt gut zu der beschriebenen Vater-Problematik und dem Drang zur Eroberung.

Arsenicum album hat auf der einen Seite mit der Akribie in Planung und Handlung zu tun, entspricht aber auch insgesamt gut dem Thema von Hitlers Ängsten.

Anacardium ist natürlich eines der zentralen Mittel der Spaltung, wobei bei Anacardium die eigene innere Spaltung projiziert und diese Projektion dann als wahnhaft erlebt wird.

Platin ist ein Mittel, bei dem sich Selbstüberhöhung ergibt aus dem Gefühl der Minderwertigkeit –ein Mittel für Borderline- und andere frühe Störungen. In dieser Hinsicht ist also Platin dem hier favorisiertem Veratrum recht ähnlich. Von der Psychodynamik her könnte auch Platin gut zu Hitler passen. Wenn man von der SANKARAN-Zuordnung zu den Naturreichen ausgeht, erhält dadurch Platin sogar noch einen "Zusatzpunkt", da es bei den Mineralien um Struktur geht und weniger, wie bei den Pflanzen, um Empfindung. Letztere ist bei Hitler wohl eher schwach ausgeprägt.

Insgesamt würde man nach SANKARAN Hitler eher dem Mineral- und Tierreich zuordnen als dem Pflanzenreich. Hieraus ergibt sich ein Widerspruch zum Ergebnis der Repertorisation, denn Veratrum ist nun einmal eine Pflanze.

Auch Aurum gehört zum Mineralreich und auch für Aurum besteht eine gewisse Wahrscheinlichkeit. Eine latente Suizidalität hat Hitler offenbar sein ganzes Leben lang begleitet und wurde ja auch am Schluss realisiert.

Mercurius als weiterem Mineral stehe ich skeptisch gegenüber. Ein Gegenargument wäre, dass Hitler nicht über ausgeprägte kommunikative Fähigkeiten verfügte, sondern vielmehr über demagogische. Man könnte das aber auch anders interpretieren – dass er

der Kommunikation wohl fähig war, aber nicht der Kommunion.
Und das wäre wiederum typisch für Mercurius.

BAILEY beschreibt Mercurius als manchmal dämonisch, aber auch als anziehend erscheinende Person. Das könnte auf Hitler zutreffen.

Wenn man neben diesen drei Reichen auch noch die Frage der Miasmen stellt, kommt hinsichtlich der frühen Zeit Hitlers wohl vor allem Carcinosinum in Betracht, wie schon angedeutet wurde. Die spätere Zeit ist hingegen stark syphilinisch geprägt, wobei die Syphilis-Nosode meines Erachtens weniger in Betracht kommt, trotz der Bakteriophobie und des Waschzwanges.

So bin ich hier, schon durch die Tatsache, dass ich ein Arzneimittel für ihn gewählt habe, zu der Auffassung gelangt, dass Hitler krank war. Die Frage, die sich daraus ergibt, ist jene bereits eingangs erwähnte, ob das Hitler entschuldigt.
Ich beantworte diese Frage mit einem klaren Nein.

Prolog zu Antoine de Saint-Exupéry

Man kann es als eine Unverschämtheit ansehen, die Namen Hitler und Saint-Exupéry in einem Satz zu gebrauchen oder in einem Büchlein wie diesem auf beide Personen Bezug zu nehmen und sie gar zu vergleichen: auf der einen Seite der universelle Humanist, auf der anderen Seite der Massenmörder und sonstige Großverbrecher. Weiß und Schwarz.

Aber ich möchte dem ein Zitat entgegenstellen, das von einem meiner liebsten Autoren stammt: Italo CALVINO, "Die unsichtbaren Städte":

Statt dir von Berenice, der ungerechten Stadt zu sprechen, die mit Triglyphen, Abaken, Metopen die Getriebe ihrer Fleischhackmaschinen krönt (heben die Fußbodenpfleger ihr Kinn über die Balustraden und betrachten Atrien, Freitreppen, Vorhöfe, dann fühlen sie sich noch mehr als Gefangene und noch kleiner an Gestalt), müßte ich dir von dem verborgenen Berenice sprechen, der Stadt der Gerechten, die mit Behelfsmaterialien in den Hinterräumen der Geschäfte und in Treppenverschlägen hantieren und ein Geflecht von Drähten und Rohren und Flaschenzügen und Gegengewichten zusammenknüpfen, das sich wie ein Schlinggewächs zwischen die großen Zahnräder schiebt (wenn diese ausfallen, wird ein leises Ticken darauf hindeuten, daß ein neuer exakter Mechanismus die Stadt beherrscht); statt dir die parfümierten Wasserbecken der Thermen zu schildern, vor denen die Ungerechten Berenices liegen und mit wohlgerundeter Beredsamkeit Intrigen spinnen und mit Besitzerblick die Fleischesrundungen der badenden Odalisken betrachten, müßte ich dir sagen, wie die Gerechten, stets auf der Hut, den Späherblicken der Sykophanten und den Razzien der Schergen zu entgehen, sich an ihrer Redeweise erkennen, insbesondere an der Betonung der Kommata und der Klammern; an ihren Gewändern, die sie in Strenge und Unschuld bewahren, komplizierte und finstere Gemütswallungen meiden; an ihrer einfachen, doch wohlschmeckenden Küche, die an ein uraltes goldenes Zeitalter erinnert: Suppe mit Reis und

Sellerie, gekochte dicke Bohnen, gebratene Zucchini-Blüten.

Von diesen Gegebenheiten ist es möglich, ein Bild des zukünftigen Berenice abzuleiten, das dich an die Kenntnis der Wahrheit näher heranführt als jede andere Mitteilung über die Stadt, wie sie sich heute darbietet. Vorausgesetzt allerdings, du beachtest, was ich dir jetzt sage: Im Erbgut der Stadt der Gerechten verbirgt sich eine Saat des Bösen; Gewißheit und Stolz, im Recht zu sein – und dies mehr als so viele, die sich gerechter denn gerecht nennen – , gären zu Ärgernissen, Rivalitäten, Racheakten, und der natürliche Wunsch, sich an den Ungerechten schadlos zu halten, färbt sich mit leidenschaftlichem Verlangen, ihre Stelle einzunehmen und desgleichen zu tun. Eine weitere ungerechte Stadt, wenn auch anders als die erste, gräbt sich also schon durch die doppelte Hülle des ungerechten und gerechten Berenice.

Da ich nicht möchte, daß auf das Gesagte hin dein Auge ein entstelltes Bild erfaßt, muß ich deine Aufmerksamkeit auf eine dieser ungerechten Stadt innewohnende Eigenschaft lenken, die heimlich in der heimlichen gerechten Stadt keimt; und es ist das mögliche Erwachen - wie ein aufgeregtes Sichöffnen von Fenstern - einer latenten Liebe zum Gerechten, das noch keinen Regeln unterworfen und imstande ist, eine noch gerechtere Stadt neu zu errichten, als sie dies gewesen, noch bevor sie Gefäß der Ungerechtigkeit wurde. Doch forscht man weiter im Innern dieses neuen Keims von Gerechtigkeit, so entdeckt man einen kleinen Fleck, der sich ausdehnt wie die wachsende Neigung, das Gerechte durch das Ungerechte zu erzwingen, und vielleicht ist es der Keim einer riesigen Metropole...

Aus meiner Rede wirst Du den Schluß gezogen haben, daß das wirkliche Berenice eine zeitliche Folge verschiedener, abwechselnd gerechter und ungerechter Städte ist. Doch worauf ich dich aufmerksam machen wollte, ist etwas anderes: daß alle künftigen Berenices schon in diesem Augenblick zugegen sind, die eine in die andere gehüllt, eng und gedrängt und nicht zu entwirren.

Manchmal (immer?) verbirgt sich im reinsten Weiß doch ein schwarzer Punkt[19]. Um den geht es mir, nicht um das Übermaß an Weiß, das ich gar nicht anzweifeln will. Dieser schwarze Punkt kann wachsen, wenn er dafür günstige Bedingungen findet und er kann so weit wachsen, dass er das Weiß verdrängt.

Aber das ist sicher nicht nur bei Saint-Exupéry so. Wie kam ich also gerade auf ihn, um diesen schwarzen Punkt zu untersuchen?

Ich kam von der Homöopathie her darauf. Nachdem ich mein Vortragsmanuskript zu Hitler abgeschlossen hatte und Veratrum mir als das wahrscheinlichste Arzneimittel erschien, fiel mir ein, dass Veratrum album gern als "der kleine Prinz" charakterisiert wird. Daraufhin musste ich natürlich das Buch von Saint-Exupéry noch einmal lesen. Ich muss sagen, dass mir das schwer fiel – zum Glück ist es ja nicht allzu dick. Ich habe vor langer Zeit in der sogenannten DDR alles von Saint-Exupéry gelesen, was zu bekommen war und ich war ziemlich angetan, außer vom "Kleinen Prinzen". Irgend etwas an dem Buch gab es, was mich abstieß. Vielleicht war es für mich zu nahe am Kitsch angesiedelt.

Vor der erneuten Lektüre versuchte ich herauszubekommen, was es in Bezug auf des Buch sonst noch gibt. Natürlich gibt es das Buch in allen möglichen Sprachen (inclusive Latein und Sanskrit) und als Hörbuch, als Theaterstück, als Film, als Serie. Und es gibt Kindergeschirr, insbesondere eine "Kuscheltasse", Besteck, Plüschtiere (den Fuchs, nicht die Schlange), Kalender, Spieluhren, Figuren, Nachtlichte, Bettwäsche usw. Alles ziemlich nahe am Kitsch angesiedelt.

Als Beispiel möchte ich die erste Strophe des Liedes "Der kleine Prinz" wiedergeben, gesungen von Bernd Clüver, 1973

> *Der kleine Prinz, den es in deinen Träumen gibt*
> *Geht jede Nacht auf die Reise mit dir*
> *In ein Land, das ist so schön*
> *Dass du in dir das Heimweh spürst*
> *Nach einer fremden Welt*
> *Die es vielleicht nicht gibt.*

---

[19] Ob sich bei Hitler in all dem Schwarz auch ein weißer Punkt verbirgt, weiß ich nicht. Ich konnte ihn jedenfalls nicht finden, allenfalls noch beim Kinde.

Und ein Engel, der Sehnsucht heißt
Steht am Fenster und schaut dich an.
Und er träumt mit dir
Und er weint mit dir.
Und ein Atemzug der Liebe
Streift die Herzen, die ihn sehen.
In der Dunkelheit erstrahlt sein Stern
Für die, die ihn verstehen.

Aber ich denke, meine Vorbehalte liegen nicht nur in dieser Verkitschung, sondern auch im Buch selbst. Weiter unten werde ich ausführlicher darauf eingehen.
Nachdem ich das Büchlein vom kleinen Prinzen noch einmal gelesen hatte, fiel mir ein, dass ich schon damals als vielleicht Zwanzigjähriger den unvollendeten Roman (nein, es ist kein Roman; ich weiß nicht, was es ist) "Die Stadt in der Wüste" lesen wollte, das Buch aber nicht bekommen konnte. So bestellte ich es mir 2008, begann es zu lesen und war entsetzt. Warum das so war, werde ich noch weiter begründen. Ich las auch "Wind, Sand und Sterne" noch einmal, ohne dass sich das gute Gefühl von damals einstellen wollte. Auch dazu werde ich noch etwas schreiben. Und ich las die "Carnets", die Tagebuchnotizen, die mich teilweise auch entsetzten.

Das Ganze wird eine Mischung sein aus der Betrachtung von Saint-Exupérys Leben und einiger seiner Werke, wie schon angedeutet vor allem von "Der kleine Prinz", "Wind, Sand und Sterne", "Die Stadt in der Wüste" und die "Carnets". Das ist keine Biografie und keine literarische Abhandlung, sondern eine Betrachtung vom Standpunkt der Homöopathie.

Es kann kein Zweifel daran bestehen, dass Hitler und Saint-Exupéry total gegensätzlich waren. Saint-Exupéry war auch erklärter Gegner von Hitler und des Nationalsozialismus. Und er hat gekämpft – als Soldat. Aber es gibt, wie ich meine, auch eine andere Seite – eben jenen schwarzen Punkt.
Bekannt ist, dass die Nazis Wohlgefallen daran fanden, Bücher zu verbieten (und zu verbrennen). Das betraf viele in- und ausländi-

sche Autoren, aber es betraf Saint-Exupéry nur zum Teil. Seine Bücher konnte man sogar noch im Krieg kaufen (nicht alle, "Flug nach Arras" stand auf dem Index), obwohl er auf der Gegenseite stand und sogar aktiv für sie kämpfte. Sie wurden sogar offiziell für Leihbibliotheken empfohlen. Es muss also etwas in seinen Büchern gegeben haben, was mit der NS-Ideologie konform lief oder jedenfalls nicht entgegen. Dem will ich versuchen, mich zu nähern.

Vielleicht war für die Akzeptanz Saint-Exupérys in Deutschland auch mit verantwortlich, dass er meinte, die Kapitulation Frankreichs und die darauffolgende Teilung sei notwendig gewesen, dass er kein Gaullist war und nicht der Resistance angehörte. Auch zu Pétain war seine Einstellung nicht eindeutig. Eigentlich ging es ihm nicht in erster Line um Politik, sondern um Menschen. Hierauf werde ich noch zurückkommen.

Antoine de Saint-Exupéry

Herkunft und Kindheit

Entstammte Hitler kleinbürgerlichen Verhältnissen, ist das bei Saint-Exupéry ganz anders: Er entstammt der Aristokratie, einer sehr alten Aristokratie, die sich bis in die Zeit der Kreuzzüge zurückverfolgen lässt. Das bedeutet, dass ihm – anders als Hitler – ein "natürliches" Selbstvertrauen mit in die Wiege gelegt wurde. Hitler hingegen musste kompensieren. Auf welche Art er das tat, habe ich schon beschrieben – es kam zur Überkompensation. Das ist ein wirklich bedeutender Unterschied.

Wenn Saint-Exypéry mit ölverschmutzten Händen gesehen wurde, weil er gerade an einem Flugzeug geschraubt hatte, dann blieb er dennoch Aristokrat. Und der Betrachtungsstandpunkt des Aristokraten ist nun einmal der von oben.

Seine Kindheit kann wahrscheinlich als fast durchgängig glücklich aufgefasst werden. Es waren fünf Kinder in der Familie, die viel Raum zur Verfügung hatten, inklusive eines großen Grundstücks.

Und sie scheinen recht frei aufgewachsen zu sein, mit Fröhlichkeit Spaß, Spielen, Abenteuern, mit Tieren (die allerdings nicht ins Haus durften). Schon der Titel von Simone de Saint-Exupérys (Saint-Exupérys Schwester) Buch „Fünf Kinder in einem Park" bringt das zum Ausdruck. Antoine ist der Zweite von rechts.

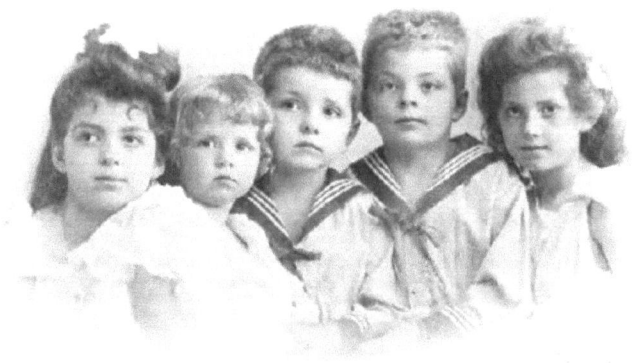

Frankreich war in der Kindheit Antoines und seiner Geschwister eine Republik, faktisch war also die Macht des Adels gebrochen. Auch finanziell ging es nicht mehr so gut. Was aber blieb, waren die inneren Werte, auf die man sich in der Aristokratie verständigt hatte: gesittetes Verhalten, Bildung und Kultur, Standesrituale bis hin zum Dünkel.

Zwar verlor Antoine früh (mit 4 Jahren) seinen Vater, aber offenbar konnte das von seiner Umgebung (Mutter, Tante, Bedienstete) gut aufgefangen werden. Dennoch wird es natürlich Spuren hinterlassen haben, wie auch der Verlust des Bruders mit 17, der ihn stark mitnahm.

SAFRANSKI spricht in Bezug auf NOVALIS von der *ruhigen Selbstsicherheit des Adels*. Diese Formulierung könnte man durchaus auch auf Saint-Exupéry anwenden. Auch wenn der Adel im Niedergang war, gab es doch Konventionen, die eingehalten werden mussten.

Keine Spur von dieser fast angeborenen Selbstsicherheit gibt es aber bei Hitler. Er glaubte, kämpfen zu müssen. Nicht umsonst gibt er seinem Buch den Titel "Mein Kampf".

Worauf beruht diese ruhige Selbstsicherheit bei Saint-Exupéry? Natürlich darauf, dass man weiß, dass man Unterstützung hat, dass jemand hinter einem steht und einem den Rücken stärkt. Eben dieses Gefühl hatte Hitler wohl nicht. Bei ihm war das Machtstreben eher etwas Krampfhaftes. Er hätte sein Buch auch "Mein Krampf" nennen können. Zwar schreibt HANIMANN *vom eigensinnige*[n], *stürmische*[n], *herrschsüchtige*[n] *Charakter Antoines, der gern die ganze Rasselbande der Kinder in seine Abenteuer hineinzog*, aber das geschah doch vor einem anderen psychischen Hintergrund als bei Hitler, der schon als Kind auf einem Feldherrenhügel steht und Befehle ausgibt. Und vor allem gibt es bei Exupéry Gemeinschaft, auch wenn er der Anstifter sein mag.

Was die Schule betrifft, gibt es natürlich auch Unterschiede. Anders als Hitler besuchte Exupéry eine Jesuitenschule. Zwar sind diese Schulen für ihre Strenge bekannt, aber sie vermitteln doch gehobene Bildung. Auch Saint-Exupéry war nur ein mittelmäßiger bis schlechter Schüler, aber irgendwie scheint das weder für ihn noch für die Familie sehr schlimm gewesen zu sein. Wie gesagt: die ruhige Selbstsicherheit. Hitler muss hingegen in der schon beschriebenen Art kompensieren, da es ihm unerträglich ist, nicht der Größte zu sein.

Offenbar hatte Exupéry auch die Chance, seine Stärken zu entwickeln und war familiär nicht total in einer Richtung festgelegt. Und tatsächlich werden schon früh die zwei Talente sichtbar, die ihn sein Leben lang begleiten werden: das Schreiben und die Technik. Und innerhalb der Technik war zu seiner Zeit das Fliegen der neueste und fortschrittlichste Bereich. Als Saint-Exupéry drei Jahre alt war, absolvierten die Gebrüder Wright ihren ersten Flugversuch, als Zwölfjähriger konnte er das erste Mal in einem Flugzeug mitfliegen (durch die Lüge, seine Mutter habe es ihm erlaubt). Es muss ein unglaublich beeindruckendes Erlebnis für ihn gewesen sein.

Der Flieger Exupéry

Das Fliegen war Saint-Exupéry sehr wichtig – sein ganzes Leben lang, seit seinem ersten Mitflug als Kind. Diese Rubrik findet sich sogar im Repertorium, allerdings mit nur einem einzigen Mittel: Chocolate. Es gibt allerdings auch eine Rubrik, die in der Nähe angesiedelt ist: "*Wahnidee - Fliegen - müsse er fliegen; als*". Von einer Wahnidee würde ich zwar nicht reden, aber irgendwie in der Nähe ist die Rubrik doch. Sie enthält drei Mittel, darunter Veratrum.

Seine äußere Fliegergeschichte will ich nur kurz darstellen. Nach dem Abitur möchte er an die École navale aufgenommen werden, um Marineoffizier zu werden. Er besteht aber die Aufnahmeprüfung nicht und beginnt ein Architekturstudium. 1921 wird er regulär zur Armee eingezogen und wird zum Flugzeugmechaniker ausgebildet, darf aber nicht fliegen, weil er die erforderliche Qualifikation nicht aufweisen kann. Also nimmt er private Flugstunden, die es ihm ermöglicht hätten, beim Militär Pilot zu werden. Stattdessen tritt er der Luftfrachtgesellschaft Latécoère bei und nach einiger Zeit beim Bodenpersonal darf er selbst fliegen, zunächst die

Strecken Toulouse-Casablanca und Casablanca-Dakar. Dann übernahm er die Leitung eines kleinen Zwischenlande-Flughafens nahe Tarfaya. Neben dem Warten auf das nächste Flugzeug bestand seine Arbeit darin, sich der teilweise kriegerischen Berber zu erwehren und per Flugzeug auf die Suche nach vermissten Fliegern zu gehen. Immerhin 14 Piloten hat er dabei gerettet und dafür den höchsten zivilen Orden Frankreichs empfangen.

Ab 1929 richtet er in Argentinien Luftfrachtlinien ein, danach flog er wieder in Westafrika. Es gab auch (erfolglose) Rekordversuche, etwa die Strecken Paris-Saigon und New York-Feuerland, sowie Vortragsreisen. Zwischendurch erscheinen seine Fliegerbücher, die große Erfolge wurden.

Im zweiten Weltkrieg war er zunächst als Pilotenausbilder tätig, dann flog er selbst eine Aufklärungsmaschine. Nach einer längeren Pause (er schrieb unter anderem "Der kleine Prinz" und "Die Stadt in der Wüste") wollte er wieder fliegen, man hatte aber Zweifel an seinen Flugkünsten – insbesondere mit den neuen Maschinen, die viel schneller waren und viel höher flogen – und nach einer Bruchlandung wurde er zunächst ausgemustert, durfte dann aber doch wieder fliegen. Von seinem letzten planmäßigen Aufklärungsflug[20] kehrte er nicht zurück. Ich will mich hier nicht an den Spekulationen beteiligen, was die Ursache dafür gewesen sein mag. Es könnte natürlich ein Versagen der Maschine sein, ein Abschuss oder aber Suizid.

Alle drei Möglichkeiten könnten homöopathisch interessant sein. Der Abschuss könnte etwas zu tun haben mit dem Wagemut ("*Mutig*"[21]), der Saint-Exupéry von Anfang an auszeichnet, das Maschinenversagen mit der Nachlässigkeit, mit der er manche seiner Flüge vorbereitet haben soll und der Suizid würde natürlich für sich sprechen, jedoch weitere Fragen aufwerfen.

Als am wahrscheinlichsten gilt heute ein Abschuss, nachdem er sich verflogen hatte.

---

[20] Er sollte in die Pläne zur Landung der Alliierten in der Normandie eingeweiht werden, was zwingend erfordert hätte, dass er nicht mehr fliegen dürfte, um nicht gefangen genommen werden zu können.
[21] Hier finden wir wieder Veratrum, allerdings nicht in der Rubrik "*Abernteuerlustig*", die auf Saint-Exupéry ebenfalls passt.

Ich habe mich schon oft gefragt, was die Faszination des Fliegens ausmacht.

Eine Seite ist wohl, über die menschliche Natur hinauszugehen, denn diese sagt uns eindeutig, dass der Mensch nicht fliegen <u>kann</u>. Aber die Geisteskraft und die bauenden Hände des Menschen sind in der Lage, dieses Naturgesetz auszutricksen: Seht, ich kann <u>doch</u> fliegen! Bäh, menschliche Natur! Ein wenig davon merke ich auch beim Mitfliegen bei jedem Start. Wie muss es erst sein, wenn man selbst fliegt! Irgendwie ist das Fliegen ein Wunder, auch wenn man die physikalischen Grundlagen kennt.

Das Zweite ist der Standpunkt, den man beim Fliegen einnimmt: über dem Irdischen, über den Wolken sogar. Exupéry berichtet in verschiedenen seiner Bücher von der grandiosen Einsamkeit beim Fliegen. Man ist völlig abgehoben, völlig von der Erde und den Menschen auf ihr gelöst, völlig auf sich allein gestellt[22] (und man kann tatsächlich bei diesem Abgehobensein provisorisch an Veratrum denken). Aber man spürt an dieser Stelle bei Exupéry auch manchmal Verachtung. Er ist als Flieger etwas Besonderes und sieht mit Hochmut auf die anderen Menschen herab. So fährt er morgens zu seinem ersten regulären Postflug in einem Bus, in dem auch andere Fahrgäste sind.

> [...] *der alte schüttelnde Autobus ähnelte einer Puppenhülle, der ein Schmetterling entsteigen soll: denn aus diesem Fahrzeug gingen Menschen verwandelt hervor. So hatten an ähnlichen Morgen meine Kameraden vor mir die Neugeburt erlebt, mitten unter diesen leichtverletzlichen Beamtenseelen, im Banne der mürrischen Blicke des Herrn Inspektors war plötzlich der Mensch in ihnen gewachsen, der die volle Verantwortung für die Post nach Spanien und Afrika trug [...]*
> *Du alte Beamtenseele, Kamerad an meiner Seite! Nie hat dir jemand den Weg ins Freie gezeigt, und du kannst nichts dafür. Du hast dir deinen Frieden gezimmert, indem du wie die Termiten alle Luken verschlossen hast, durch die das Licht zu dir drang und durch die du zum*

---

[22] Man muss dabei unwillkürlich an Reinhard MEY denken: *Über den Wolken muss die Freiheit wohl grenzenlos sein...*

Licht schautest. Du hast dich eingerollt in bürgerliche Sicherheit, in Gepflogenheiten, in die erstickenden Bräuche deines Provinzlebens.
„Wind, Sand und Sterne"

Ich muss ja zugeben, dass ich Beamte auch nicht so besonders mag. Steuerbeamter wäre kein Beruf für mich – noch weniger als Gebrauchtwagenhändler. Auch Steuerberater wäre kein Beruf für mich, und doch bin ich froh, dass es Steuerberater gibt, allein schon aus dem Grunde, dass, gäbe es sie nicht, der katastrophale Fall einträte, dass ich meine Steuererklärung selbst machen müsste. Dennoch mag ich meinen Steuerberater, auch wenn er ca. 20 extrem gespitzte Bleistifte (es erhebt sich die Frage nach einem Waffenschein) in einer Tasse auf seinem Schreibtisch stehen hat, mit denen er die durchgegangenen Posten abhakt. Er ist nämlich höflich, freundlich, beantwortet meine Fragen und macht insgesamt einen sympathischen Eindruck. Warum sollte ich auf ihn verächtlich herabschauen? Exupéry tut das.

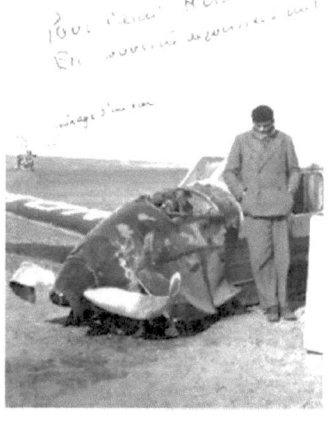

Denken wir etwa an Kalium carbonicum. Dieses Mittel wird gern in der homöopathischen Literatur als recht unsympathisch dargestellt. Und es ist auch etwas daran. Aber andererseits: Kalium carbonicum kann Struktur vermitteln und manche Leute brauchen das einfach (womöglich hätte auch Saint-Exupéry etwas mehr davon gebraucht). Das nur als Beispiel.

Als drittes möchte ich etwas erwähnen, was Saint-Exupéry sehr wichtig war: die Gemeinschaft, die Kameradschaft derjenigen, die gleich ihm Pioniere des kommerziellen Fliegens waren. Eine eingeschworene Gemeinschaft, die sich gegenseitig unterstützt, die sich nach den Flügen trifft und über Abenteuer spricht, die immer versucht, vermisste Piloten zu finden. Man muss dabei bedenken, dass zu dieser Zeit der Tod immer mitflog. Exupéry hat selbst etliche Bruchlandungen hingelegt und hat auch ein paar seiner Kameraden verloren.

Und seine eigene Gesundheit war schließlich durch die Verletzungen ziemlich beeinträchtigt. Harte Männer eben. Das schweißt zusammen[23]. Man gehört einer besonderen Menschengruppe an. "*Mutig*" und "*Abenteuerlustig*" wären hier mögliche Rubriken. Bei Saint-Exupéry gestaltete sich das allerdings manchmal zur Unbesonnenheit, wenn er etwa einfach losflog, das Wetter und den Zustand der Maschine ignorierend und dadurch in Gefahr geratend.

Das Vierte ist jetzt sehr spekulativ:
Es könnte sein, dass es bei Exupéry auch eine gewisse Todessehnsucht gab. Er spricht später mit einer gewissen Geringschätzung von der modernen Fliegerei, in der die Flugzeuge auf Grund von Ortungen dirigiert werden. An Anfang seiner Karriere flog man nach Karte und Kompass sowie nach Sicht. Die Landebahn wurde teilweise von drei Karbidlampen befeuert. Das ist einerseits das Abenteuer, andererseits aber ist ihm sehr klar, dass er jederzeit bei einem solchen Auftrag sterben könnte. Und er berichtet vom Tod (oder vom nahen Tod) etlicher seiner Kameraden.

Zu einigen Büchern des Werks

Die Verbindung von Technik, Fliegerei und Schriftstellerei ist bei Saint-Exupéry wohl einmalig. Immer wieder geht es um diese schon erwähnte grandiose Einsamkeit und die Betrachtung der Gesellschaft "von oben", darum, sich über die Welt zu erheben, aber auch um Kameradschaft, um Abstürze und Überlebenswillen, sowie um Pflichten und Loyalität.

André GIDE äußert dazu (in Bezug auf Exupérys "Nachtkurier"),

---

[23] Für Hitler war Kameradschaft ebenfalls wichtig, aber nur so lange, wie er nicht an ihr Teil hatte und der distanzierte Führer blieb. Exupéry hingegen war Teil dieser Gemeinschaft.

dass das Glück des Menschen nicht in der Freiheit liegt, sondern in der Akzeptanz einer Pflicht.

Zu diesen Flieger-Büchern will ich hier gar nicht so viel mehr sagen, sondern ich möchte lieber mit jener wunderbaren Geschichte vom Kleinen Prinzen beginnen. Er schrieb sie im Exil in New York und sie erschein 1943, im gleichen Jahr, als er danach nach Nordafrika aufbrach, um dort als Soldat zu dienen.

Es heißt, dass für Saint-Exupéry die Geschichte vom Kleinen Prinzen irgendwie in Verbindung steht zu ANDERSENs Märchen von der Kleinen Seejungfrau. Das hat durchaus etwas für sich: In beiden Fällen findet ein Wechsel der Welten statt. Die Seejungfrau kommt vom Meer aufs Land, der Kleine Prinz von seinem Planeten ebenfalls auf unsere Welt. In beiden Fällen gibt es gewisse Probleme des Verständnisses und in beiden Fällen endet es mit dem Tod (mit einer Art von Tod).

Zu erwähnen ist auch, dass die Geschichte vom Kleinen Prinzen in irgendeiner Verbindung zu Saint-Exupérys Frau Consuelo zu stehen scheint. Daher werde ich nach dem, was ich zum Kleinen Prinzen sagen möchte, noch etwas Biografisches zum Verhältnis von Antoine und Consuelo anschließen.

Der Kleine Prinz

Es ist zunächst wieder eine Flieger-Geschichte. Er ist in der Wüste abgestürzt, das Flugzeug muss repariert werden, er hat keinen Proviant und – vor allem – kein Wasser.

Aber nein – so beginnt das Buch doch gar nicht! Das ist nur die äußere Story. Eigentlich beginnt das Buch mit jener Zeichnung von einer Boa constrictor, die einen Elefanten verschluckt hat. Eine merkwürdige Phantasie, denn der Erwachsene in uns weiß natürlich, dass so etwas nicht möglich ist, aber Exupéry richtet sein Buch auch nicht an uns Erwachsene, sondern an das Kind in uns, das weiterlebt. Aber ein Kinderbuch ist es dennoch nicht, sondern es geht eigentlich um den Konflikt zwischen dem Erwachsenen und dem Kind in uns. Das Kind kann den Elefanten sehen – mit einer anderen Art von Sehen als der Erwachsene.

Dem Erwachsenen ist nach der Bruchlandung klar, was auf der Prioritätenliste ganz oben steht: Wasser und Reparatur des Flugzeugs. Andere Prioritäten bedeuten den Tod. Punkt. Keine Diskussion. Bei dem Kind mag es anders sein.

In dieser Situation wacht er auf, weil er eine Stimme hört, die ihn auffordert, ein Schaf zu zeichnen. Die Stimme gehört einem Männchen (aus dem wir allerdings mittlerweile ein Kind gemacht haben). Ok, es mag sein, dass das die Projektion der kindlichen Seite des Piloten ist. Und dieses Männchen besteht auf der Zeichnung. Ein ganz klarer Prioritätenkonflikt: Der Erwachsene hat seine Liste, aber das Kind ist spontan und sieht das alles ganz anders, es möchte ein Schaf[24] gezeichnet bekommen. Und es lässt sich nicht abwimmeln ("*Diktatorisch*").

Dieses Männchen ist nun der Kleine Prinz[25].
Und der Pilot wundert sich irgendwie gar nicht, sondern lässt sich auf die Aufforderung ein. Der Kleine Prinz ist aber mit den verschiedenen Schaf-Varianten gar nicht zufrieden ("*Unzufrieden*"). Erst als er ein Schaf bekommt, das in einer Kiste steckt, ist er zu-

---

[24] Marie Luise VON FRANZ macht sich in ihrem Buch über den Puer aeternus Gedanken über die Symbolik des Schafes: Das Schaf ist das Probaton, das Vorwärtsgehende. Das Schaf folgt immer den Leithammel, wenn es sein muss, bis in den Abgrund. Gleichzeitig ist es auch Symbol der Reinheit (Jesus als Lamm). Ich will das nicht weiter ausführen, sondern nur noch erwähnen, dass die natürliche Seinsform des Schafes die der Herde ist. Hier ist Individualität weitgehend aufgehoben.
In diesem Zusammenhang möchte ich den mir unangenehmen und heute viel gebrauchten Begriff der Herdenimmunität erwähnen. Ich möchte wirklich kein Teil einer Herde sein, sondern Teil einer Gemeinschaft, in der es Individualität gibt, aber aus dieser Individualität auch etwas Gemeinsames erwachsen kann, was über den Einzelnen hinausgeht. Vielleicht hat das der Kleine Prinz noch nicht begriffen, denn er will ein Schaf, das einfach tut, was er will, und er hat Sorge, dass das anders sein könnte – selbst bei einem Schaf.
Homöopathisch wurde von CLARKE Pulsatilla mit Schafen in Verbindung gebracht. Das könnte passen, denn Pulsatilla neigt dazu, anderen zu folgen.
[25] Man kann sich an dieser Stelle fragen, warum der Begriff "Prinz" gewählt wurde. "Prince" im Französischen ist nicht gleichzusetzen mit "Prinz" im Deutschen. In letzterem Fall bedeutet "Prinz" den nicht regierenden Nachkommen eines Regenten. Im Französischen ist "Prince" als der Souverän selbst anzusehen, also vielleicht mit "Fürst" zu übersetzen (was dann schon erinnert an den Fürsten aus "Die Stadt in der Wüste"). Da der Kleine Prinz der einzige Mensch auf seinem Planeten ist, sollte man von letzterem ausgehen. Er ist der Fürst/der König seines Planeten. Eine dritte Möglichkeit würde so etwas wie "Prinzenallüren" meinen, die er ja durchaus hat.

frieden. Die kindliche Phantasie kann daraus das perfekte Schaf machen.

Wir erfahren dann, dass er von einem anderen Planeten stammt, der nur etwa so groß wie ein Haus ist. Wir erfahren noch mehr:

> *In der Tat gab es auf dem Planeten des kleinen Prinzen gute Gewächse und schlechte Gewächse.*

Das kann man nun als gärtnerische Binsenweisheit auffassen oder metaphorisch sehen. In letzterem Falle wäre es womöglich nicht ganz verkehrt, von guten und schlechten Menschen auf unserem Planeten zu sprechen. In einem weiteren Buch, über das ich hier schreiben werde – "Die Stadt in der Wüste" – wird das sehr deutlich werden. Dazu komme ich noch.
Jedenfalls ist die eine Art der Gewächse – die Affenbrotbäume – so gefährlich, dass man sie ausreißen muss, weil sie sonst irgendwann den Planeten sprengen würden.

Bei Hitler klingt das so:

> *Siegt der Jude mit Hilfe seines marxistischen Glaubensbe-*
> *kenntnisses über die Völker dieser Welt, dann wird seine*
> *Krone der Totentanz der Menschheit sein, dann wird die-*
> *ser Planet wieder wie einst vor Jahrmillionen menschen-*
> *leer durch den Äther ziehen.*
> *... So glaube ich heute im Sinne des allmächtigen Schöpfers*
> *zu handeln: Indem ich mich des Juden erwehre, kämpfe*
> *ich für das Werk des Herrn.*

Die andere (gute) Art der Gewächse findet sich zum einen in Blumen, die aufblühen und wieder verblühen und außerdem in einer Rose, von der es nur ein einziges Exemplar gib, wohl vom Sternenwind herangeweht.

Sehen wir weiter: Am nächsten Tag gibt es einen Konflikt. Saint-Exupéry als Ich-Erzähler versucht, sein Flugzeug zu reparieren. Den Kleinen Prinzen interessiert das gar nicht, ebenso wenig wie

Saint-Exupéry die Geschichte von der Rose, die vielleicht vom Schaf gefressen werden könnte oder auch nicht. In beiden Fällen handelt es sich um eine existenziell bedrohliche Situation, aber man redet gerade einmal aneinander vorbei (so wie es auch bei der Kleinen Seejungfrau und ihrem Prinzen Kommunikationsschwierigkeiten gibt). Bei beiden – dem Piloten und dem Kleinen Prinzen – kann man an dieser Stelle von Egoismus reden. Zwar spricht der Kleine Prinz nicht von sich, sondern von seiner Rose, aber beide haben an dieser Stelle kein Gefühl für die Nöte des Gegenüber.

Die Geschichte des Kleinen Prinzen mit der Rose entpuppt sich als der Grund seiner Flucht von seinem Planeten. Die Rose ist hochmütig, empfindlich und eitel. Sie ist der Grund, dass der Kleine Prinz seinen Planeten verlässt.

Das, was ihm auf seiner Reise begegnet, scheinen mir Teile seines Inneren zu sein, mit denen er sich auseinandersetzen muss.
Da gibt es den Diktator, der nach Untertanen sucht, den Alkoholiker und den Geschäftsmann, der ständig nur zählt und nicht weiß was und der kein Gefühl mehr für das Zwischenmenschliche hat. Bei Hitler sind der Geldzähler und der demokratische Stimmenzähler, der kein Gefühl für Persönlichkeit mehr hat, natürlich der Jude.

Die jüdische Lehre des Marxismus lehnt das aristokratische Prinzip der Natur ab und setzt an die Stelle des ewigen Vorrechts der Kraft und Stärke die Masse der Zahl und ihr totes Gewicht.

Lesen wir parallel dazu Saint-Exupéry (aus den Tagebuchnotizen):

Priorität der Masse gegenüber der Elite? Niemals! Priorität des Stoffs, des Lebensstandards gegenüber dem Geiste? Niemals! Priorität der Logik gegenüber einer gewissen menschlichen Irrationalität? Niemals!

Auf dieses Zitat werde ich zurückkommen. Ich lasse jetzt einmal ein paar Sachen aus und komme zu der Geschichte mit dem Fuchs.

Das ist die Geschichte, die mir beim ersten Lesen vor vielleicht 40 Jahren schon Probleme bereitet hat.

Der Kleine Prinz begegnet einem Fuchs und möchte mit ihm spielen. Der Fuchs verweigert das aber, weil er meint, er müsse zuerst gezähmt werden – eben vom Kleinen Prinzen. Und er gibt ihm auch gleich gute Ratschläge dafür, wie das Zähmen, das Einander-Vertraut-Machen, funktioniert.

Der Zähmer komme bitte jeden Tag zur gleichen Zeit und setze sich in die Nähe des zu Zähmenden. Und bitte nichts sagen, denn die Sprache ist die Quelle der Missverständnisse! Jeden Tag dann ein wenig näher, bis man sich vertraut geworden ist.

Soll das etwa eine Anleitung sein, wie man Freunde gewinnt? Oder eine Anleitung, wie man jemanden in einer Bar aufreißt? Instrumentalisieren wir hiermit nicht das Objekt unserer Begierde? Und warum sollte man überhaupt ein wildes Tier zähmen? Damit es so wird, wie wir es wollen? Damit Ich der Chef bin?[26]

Es gibt bei Saint-Exupéry noch eine andere Vorstellung vom Zähmen, jetzt einmal vorausgreifend aus „Die Stadt in der Wüste":

> *Ich führte sie zu der Oase, die es zu erobern galt.*
> *[...]*
> *Ich sagte ihnen: Ihr werdet dort duftende Gräser finden und den Gesang der Springbrunnen und Frauen mit langen bunten Schleiern; sie werden vor euch fliehen wie eine Herde flinker Hindinnen, aber süß ist es, sie zu ergreifen, denn sie sind zum Einfangen gemacht.*
> *Ich sagte ihnen: Sie meinen euch zu hassen und werden Zähne und Nägel gebrauchen, um euch abzuwehren. Doch um sie zu zähmen, wird es genügen, wenn ihr eure Faust mit den schwarzblauen Locken ihres Haares umwickelt!*
> *Ich sagte ihnen [...] Sie werden noch die Augen schließen, um euch nicht sehen zu müssen; aber euer Schweigen wird auf ihnen lasten wie der Schatten des Adlers. Zuletzt wer-*

---

[26] Ein Bekannter hat seinen Hund so gezähmt, dass er ihm ein Stück Fleisch auf die Nase legen kann, ohne dass der Hund danach schnappt. Erst auf ein Kommando tut er das. Er führt dieses Kunststückchen gern anderen vor.

den sie dann ihre Augen zu euch aufschlagen, und ihr werdet sie mit Tränen füllen.

Zähmung kann also auch Vergewaltigung sein. Genau das ist hier beschrieben. In einem positiv gemeinten Kontext!

Zurück zum Kleinen Prinzen:
Der Kleine Prinz wollte doch nur spielen, und nun hat er einen Freund gewonnen – den er aber gleich wieder verlässt. Wobei man sich fragen kann, welche Qualität diese Freundschaft denn hat.
Er geht vor dem endgültigen Abschied vom Fuchs noch einmal zu den Rosen auf der Erde, die er kurz zuvor gesehen hatte und hält ihnen eine Ansprache:

> *Ihr gleicht meiner Rose gar nicht, Ihr seid noch nichts. [...] Niemand hat sich Euch vertraut gemacht und auch ihr habt euch niemandem vertraut gemacht. Ihr seid, wie mein Fuchs war. Der war nichts als ein Fuchs wie hunderttausend andere. Aber ich habe ihn zu meinem Freund gemacht und jetzt ist er einzig in der Welt.*
> *Und die Rosen waren sehr beschämt.*
> *Ihr seid schön, aber ihr seid leer. sagte er noch. Man kann für euch nicht sterben. Gewiss. Ein Irgendwer, der vorübergeht, könnte glauben, meine Rose sei euch ähnlich. Aber in sich selbst ist sie wichtiger als ihr alle, da sie es ist, die ich begossen habe* [Anmerkung: Da ich es bin, der sie begossen hat]. *Da sie es ist, die ich unter den Glassturz gestellt habe... Da sie es ist, deren Raupen ich getötet habe (außer den zwei oder drei um der Schmetterlinge willen). Da sie es ist die ich klagen oder sich rühmen gehört habe oder auch manchmal schweigen. Da es meine Rose ist.*

Die Begründung der *Wichtigkeit* [der Rose] *in sich selbst* ist also eben nicht in sich selbst, sondern im Kleinen Prinzen. <u>Er</u> ist es, der <u>seiner</u> Rose die Bedeutung <u>verleiht</u>!

<u>Ich</u> bin es, der den einen oder anderen Menschen durch meine Gnade auszeichne – unter vielen Millionen, indem ich ihm oder ihr

zum Wachsen verhelfe - und andere entweder nicht fördere oder als Unkraut - Affenbrotbäume - herausziehe. Das ist in der Tat der Standpunkt des Prinzen, des Königs oder des Führers.

Adolf Hitler hat folgendes gesagt, auf dem Reichsparteitag 1936 in Nürnberg:

> *Das ist das Wunder unserer Zeit. daß ihr mich gefunden habt unter so vielen Millionen! Und daß ich euch gefunden habe, das ist Deutschlands Glück!*

Der Standpunkt des Kleinen Prinzen den vielen Rosen gegenüber ist von Verachtung geprägt. Sie sind nicht seine Rosen und infolgedessen sind sie wertlos. Er ist es nämlich, der den Rosen (den Menschen) ihre Bedeutung verleiht. Er ist der große Selektor.
Aber was ist mit jenen Rosen, die ihren Prinzen noch nicht finden könnten – mit jenen Natrium-muriaticum-Persönlichkeiten, die es nicht geschafft haben, eine Rose zu finden...? Was ist auch mit Phosphorus-Rosen, die von jeder Sinnes-und Gefühlsregung so affiziert werden, dass sie ihre vorigen Rosen erst einmal vergessen, was mit Medorrhinum, die eine Rose in jedem Hafen haben? Was ist mit diesen, und was ist mit ihren Rosen? Darf man das alles entwerten?
Aber dieses Thema ist schwierig: Es ist das Thema der Liebe. Die Frage ist, ob Liebe möglich ist, wenn es neben der Liebe zur geliebten Person keine weitere Liebe gibt.
Bei Hitler gab es gar keine Liebe, was wir Saint-Exupéry und dem Kleinen Prinzen nicht unterstellen wollen. Aber auch die Liebe bei Saint-Exupéry ist eine sehr problematische Liebe, eine, die noch nicht wirklich Liebe ist (womit ich sowohl das meine, was im "Kleinen Prinzen" beschrieben wird als auch das, was in seinem Verhältnis zu Consuelo deutlich wird – siehe unten).

Ja, und dann kommt der Satz des Fuchses, der wegen seiner häufigen Zitation einer grandiosen Inflation unterlegen ist:

> *Man sieht nur mit dem Herzen gut. Das Wesentliche ist für die Augen unsichtbar.*

Ist das so?

Nun ja, unter den „Augen" können wir erst einmal alle Sinne fassen. Dem gegenüber steht beim Fuchs das Herz, das eine eigene Form des Sehens besitzt, die besser geeignet ist zum Wahrnehmen des Wesens.

Ein mittelalterlicher Troubadour formulierte (hier aus dem Gedächtnis zitiert, also sicher nicht exakt), dass die Liebe durch die Augen ins Herz gehe. Das erscheint mir ein wenig pragmatischer und der Realität des Menschlichen eher entsprechend. Natürlich ist es möglich, dass die Liebe bleibt, wenn sie einmal ins Herz gelangt ist und dann die Augen erlöschen, aber sie beginnt mit den Augen. Wie sollte es Liebe ohne Sinne geben – und wenn es "nur" Berührung sei? Wie sollte es Liebe ohne Körper geben?
Und was ist eigentlich das Wesentliche, das die Sinne nicht erkennen können, sondern nur das Herz?

GOETHE dichtete (Faust):

> Schau' ich nicht Aug' in Auge dir,   3446
> Und drängt nicht alles
> Nach Haupt und Herzen dir,
> Und webt in ewigem Geheimnis
> Unsichtbar-sichtbar neben dir?
> Erfüll' davon dein Herz, so groß es ist,
> Und wenn du ganz in dem Gefühle selig bist,
> Nenn'es dann, wie du willst,
> Nenn's Glück, Herz, Liebe, Gott

Das geht etwas weiter als Saint-Exupéry: Wenn der Fuchs meint, das Wesentliche sei für die Augen unsichtbar, so glaube ich, dass er unrecht hat. GOETHE gebraucht das merkwürdige Begriffspaar *unsichtbar-sichtbar*, vielleicht in ähnlicher Weise wie an anderer Stelle das *offene Geheimnis*.
Und im Hintergrund dieser Verse können wir Diotima[27] vermuten mit ihrer Stufenfolge von Liebe, die zum Universellen geht, bei der

---

[27] PLATON (bzw. Sokrates): Symposion

aber niemals die vorige Stufe abgebrochen und vergessen wird. Wie sollte man Gott lieben können, wenn man nicht einen einzigen Menschen liebt? Wie sollte man überhaupt lieben können ohne Sinn für Schönheit?

Auge, Haupt und Herz...

Ken WILBER bestätigt uns das in seinem Buch "Die drei Augen der Erkenntnis", wenn auch in etwas anderer Weise. Diese drei Augen sind für ihn (dem Heiligen Bonaventura folgend):

Das „Auge des Fleisches" mit dem wir die äußere Welt des Raumes, der Zeit und der Dinge wahrnehmen; das „Auge der Vernunft", das uns Zugang zur Philosophie, zur Logik und zum Geist selbst verschafft; und das "Auge der Kontemplation", das uns zur Erkenntnis transzendenter Wirklichkeit erhebt.

Zwar geht es hier nicht primär um Liebe, sondern um Erkenntnis, aber wir wissen schon aus dem Rigveda, dass die Liebe das *Samenkorn der Erkenntnis* ist, welche Auffassung ein paar tausend Jahre später erneuert wurde durch HEISENBERG, der schrieb, wahre Erkenntnis könne nur liebende Erkenntnis sein.

Ehrlich, auch ich glaube daran, dass wahre Erkenntnis nur durch Liebe möglich ist. Aber dafür braucht es eben Auge, Haupt und Herz[28].

Die nächste kleine Geschichte vom Kleinen Prinzen ist die vom Weichensteller. Die Erwachsenen fahren hin und her und sind

---

[28] Es ist wohl möglich, dass die Liebe bleibt nach dem Verlust eines oder mehrerer Sinne. Das wird in dem Film "A perfect sense" thematisiert. Durch eine rätselhafte Krankheit gehen nach und nach alle Sinne verloren. Parallel dazu entwickelt sich eine Liebesgeschichte. Die Liebe bleibt bis zum Ende des Films erhalten, als Geruch, Geschmack, Gehör und schließlich auch das Augenlicht verloren gehen. Aber immerhin: Es bleibt der Berührungssinn. Man denke weiter auch an SARAMAGOs "Die Stadt der Blinden", in dem beschrieben wird, wie schlimm es werden kann, wenn der Gesichtssinn wegfällt.
Und es kann sein, dass manchmal das Auge im Vordergrund steht, manchmal das Haupt und manchmal das Herz. Es kommt immer darauf an...

immer unzufrieden. Die Kinder haben es besser: Sie wenden ihre Zeit an eine Puppe aus Stoff-Fetzen und die Puppe wird ihnen sehr wertvoll und wenn man sie ihnen wegnimmt, weinen sie.

Nun ja, das ist eine sehr romantisierende und verklärende Beschreibung. Die Kindheit ist das Paradies. Nein, sie ist natürlich nicht das Paradies, weil man den Kindern diese Stoffpuppe wegnehmen <u>kann</u> und sie nicht in der Lage sind, sich zu wehren. Die Wahrheit ist, dass wir erwachsen werden und mit Zügen fahren – oder mit Flugzeugen unterwegs sind wie Saint-Exupéry.

Warum sehnen wir uns nach der Kindheit? Wir sehnen uns aus zwei Gründen danach: Entweder wir haben etwas verloren, das wir dort hatten. Das ist aber normal, und man bekommt andere schöne Sachen dafür. Oder wir haben gerade umgekehrt etwas dort nicht gehabt, was wir hätten haben sollen.

Ich glaube, dass alle diejenigen, die etwas nicht gehabt haben, was sie hätten haben sollen, das Buch lieben. Und das sind viele. Man muss allerdings jene abziehen, die ganz bewusst und mit ihrem ganzen Wesen begriffen haben, dass sie das, was fehlte, so nicht mehr bekommen können, dass es aber andere schöne Dinge gibt. Als Erwachsener der Stoffpuppe nachzutrauern ist möglich, aber es bringt uns nicht viel weiter.

Man kann sich in kindlichen Träumereien verlieren und dabei das Lebensnotwendige vergessen: Als es fast schon zu spät ist, machen sich die beiden auf die Suche nach einem Brunnen und finden ihn sogar (oder vielleicht imaginieren sie ihn).

Dem Kleinen Prinzen ist das egal, denn er hat ohnehin einen ganz anderen Plan: Suizid durch das Gift einer Schlange – wie Kleopatra. Und den begeht er denn auch – es ist für ihn die einzige Möglichkeit, wieder nach Hause zu kommen. Es ist natürlich eine verbreitete Vorstellung, dass wir im Tode wieder nach Hause kommen – eine sehr romantische Vorstellung[29].

---

[29] Es erschließt sich mir nicht wirklich, wieso der Kleine Prinz mit Hilfe einer Gruppe von Vögeln auf die Erde gekommen sein kann, aber der umgekehrte Weg nicht möglich ist. Fliegen besteht nun einmal aus Starten und Landen. Es sei denn, er ist auch abgestürzt, wie der Erzähler. Weiter stellt sich mir die Frage, ob es bei Exupéry eine gewisse Todessehnsucht gegeben haben könnte. Immerhin ist er ja mehrfach in ziemlich brenzlige Situationen gekommen.

Es heißt auch, dass Exupéry diese Schlange als Ouroboros sah, als die Schlange, die sich selbst frisst oder/und sich selbst gebiert, in der der Anfang und das Ende ineinander übergehen.

Daß du nicht enden kannst, das macht dich groß,
Und daß du nie beginnst, das ist dein Los.
Dein Lied ist drehend wie das Sterngewölbe,
Anfang und Ende immerfort dasselbe,
Und was die Mitte bringt, ist offenbar
Das, was zu Ende bleibt und anfangs war.

GOETHE: "Unbegrenzt" (Buch Hafiz)

Mit anderen Worten ist es tatsächlich der Biss der Schlange, der den Kleinen Prinzen an seinen Ausgangspunkt zurück (bzw. vorwärts) befördert, wobei zu ergänzen ist, dass der Anfang und das Ende in jedem Moment gegenwärtig sind.

Auch die Kleine Meerjungfrau kommt durch den Tod an einen anderen Ort – nur ist es eben nicht die Rückkehr nach Hause, sondern die Verheißung, von jenem Ort dann doch in die Menschenwelt zu gelangen.

Sehen wir uns die Repertorisation des Kleinen Prinzen an.

1	Gemüt - Antworten - Abneigung zu antworten	90
2	Gemüt - Beschwerden durch - Verachtung; verachtet zu werden	32
3	Gemüt - Diktatorisch	66
4	Gemüt - Eitelkeit	18
5	Gemüt - Fliehen, versucht zu	108
6	Gemüt - Hause, zu - Verlangen, nach Hause zu gehen	54
7	Gemüt - Heimweh	90
8	Gemüt - Ichbezogenheit, Selbstüberhebung	55
9	Gemüt - Kunst - Unfähigkeit zur	12

10	Gemüt - Neugierig	39
11	Gemüt - Selbstsucht, Egoismus	65
12	Gemüt - Sentimental, schwärmerisch, rührselig	90
13	Gemüt - Sonderbar, fremd, merkwürdig - Sonderling	15
14	Gemüt - Suizidneigung; Neigung zum Selbstmord - Gift, durch	8
15	Gemüt - Verlassen zu sein; Gefühl	192

| | verat. | puls. | sulph. | lach. | bell. | phos. | nux-v. | aur. | plat. | hyos. |
	14/17	12/18	12/17	11/15	10/16	10/15	9/17	9/16	9/16	9/14
1	1	2	2	-	1	2	3	2	-	3
2	1	-	1	-	1	2	3	2	2	1
3	1	1	2	1	-	1	1	1	2	-
4	1	2	1	-	2	-	1	-	1	-
5	2	1	1	1	4	1	2	2	1	3
6	1	1	-	2	1	-	-	-	-	1
7	1	1	1	1	2	2	-	2	-	1
8	2	-	2	2	-	1	2	1	3	-
9	1	-	-	1	1	-	1	-	1	1
10	1	1	1	1	-	1	-	1	-	1
11	2	2	2	1	1	1	2	-	3	-
12	-	2	2	1	-	2	2	2	1	-
13	1	1	1	2	1	-	-	-	-	1

	verat.	puls.	sulph.	lach.	bell.	phos.	nux-v.	aur.	plat.	hyos.
	14/17	12/18	12/17	11/15	10/16	10/15	9/17	9/16	9/16	9/14
14	1	1	-	-	2	-	-	-	-	-
15	1	3	1	2	-	2	-	3	2	2

Ich muss gestehen, dass ich von dieser Repertorisation selbst überrascht war. An Sulphur mit diesem unbedingten „Ich will" hatte ich
schon gedacht und an Phosphor natürlich auch – wenn man dieses
Strahlen ansieht. Aber dann war das Mittel an der Spitze nachvollziehbar, denn Veratrum ist der kleine Prinz. Im Text findet sich
übrigens kein Hinweis, wieso dieses Männchen ein Prinz ist. Diese
Idee ist vom Himmel gefallen (wie der Pilot und womöglich der
Kleine Prinz). Dummerweise wissen wir nichts von der familiären
Herkunft des Kleinen Prinzen, sodass entsprechende mögliche
Rubriken vollkommen ausfallen.
Weiter finde ich es sehr interessant, dass Pulsatilla – das Schaf –
gleich an zweiter Stelle steht. Der Hirte, der wie Veratrum in Verbindung mit dem Göttlichen steht bzw. die entsprechende Wahn-
idee hat und das Schaf, das geradeaus läuft – nach seinen
Anweisungen.
Ich entscheide mich für Veratrum. Und da sind wir bei dem glei-
chen Mittel, das ich bei Hitler favorisiert habe – obwohl Hitler
doch so ganz anders ist...

Consuelo

Irgend etwas hat Consuelo mit dem Kleinen Prinzen zu tun. Es gibt
ein (unsägliches) Buch von ihr, in dem sie sich zur Rose des Kleinen Prinzen stilisiert (so heißt das Buch auch). Das würde nicht
nur diese Identifizierung bedeuten, sondern auch die Antoines mit
dem Kleinen Prinzen.
Aber zunächst zu Consuelo.

WEBSTER schreibt, sie habe Vasconcelos, ihrem Geliebten, auf seine Bitte, sie möge ihm ihre Seele öffnen, geantwortet:

> *Das ist unmöglich. Ich bin mir sicher, dass du eine Seele besitzt, aber ich nicht. Ich habe nicht das Gefühl, eine Seele zu haben. Ich glaube, dass wir nicht alle eine haben.*

An dieser Stelle sehen wir eine merkwürdige Verbindung: Ich schrieb ja schon davon, dass es wahrscheinlich eine Verbindung zwischen Andersens Kleiner Seejungfrau und der Geschichte vom Kleinen Prinzen gibt. Nun – auch Seejungfrauen haben keine Seele, wie ANDERSEN schreibt (und lange vor ihm PARACELSUS).
Die Kleine Seejungfrau bemüht sich aber unter großen Opfern, eine Seele zu erwerben.
Man kann sich an dieser Stelle erneut fragen, was es denn bedeutet, eine Seele zu besitzen. Mir fällt an dieser Stelle dazu ein, dass Seele etwas Konstantes ist, was in den Wechselfällen des Lebens gleichbleibt oder sich nur sehr langsam verändert, ja, im religiösen Sinne auch den physischen Tod überdauern kann[30]. Zu dieser Konstanz würde auch die Beziehungskonstanz – wenn auch nicht unbedingt im absoluten Sinne – zählen. Der eben bereits erwähnte Vasconcelos beschrieb hingegen nach dem Ende ihrer Liebschaft Consuelo als eine Frau mit

> *der Zunge einer Viper und dem Lächeln einer Klapperschlange.*

Das könnte uns nebenher bemerkt einen homöopathischen Hinweis auf die Welt der Schlangen geben.
Außerdem ergibt sich die Frage, ob und inwieweit Consuelo versucht hat, eine Seele zu erwerben, wenn sie dachte, sie habe keine.
Hierfür muss ein wenig zu ihrer Herkunft gesagt werden.
Geboren ist Consuelo mit dem Familiennamen Suncín in El Salvador. Das scheint mir kein besonders freundliches Land zu sein. Für

---

[30] Bei der Kleinen Seejungfrau ist das etwas komplizierter. Von ihr bleibt nach der Auflösung (also dem physischen Tod) doch irgend etwas erhalten, obwohl es ihr bis zu diesem Zeitpunkt nicht gelungen ist, eine Seele zu erwerben. Vielleicht ist es ja so, dass wir nur das, was wir im Keim bereits besitzen, zu erwerben trachten können.

den Touristen, der sich diese vielen Vulkane ansehen möchte, mag das anders aussehen, aber wenn man ständig zwischen ihnen lebt und auch noch Erdbeben an der Tagesordnung sind, könnte das eine gewisse Grundstimmung der Unbeständigkeit erzeugen. Hinzu kommen Aufstände und Revolutionen. Zwar entstammt Consuelo nicht wie Antoine der Aristokratie, aber wohlhabend war ihre Familie doch. Schon früh ist zu spüren, dass sie eine Affinität zur "großen" Welt hat, zur mondänen Welt, der Welt der Künstler. Und so ist auch ihr Lebensstil. Da gibt es etliche Affären (sie aufzuzählen und zu beschreiben ist eher die Aufgabe eines Biografen und nicht die meine), insbesondere seit sie mit einem Stipendium der Regierung von San Salvador nach San Francisco gehen konnte. Danach stand ihr die ganze Welt offen.

Consuelo und Antoine hätten sich bereits in Paris kennenlernen können, da sie beide zur gleichen Zeit dort waren und teilweise auch an den gleichen Orten verkehrten. Aber sie führten doch ein sehr unterschiedliches Leben: der einsame Schriftsteller und (zu dieser Zeit) Lastwagenverkäufer und das muntere Vögelchen, das überall dabei sein möchte... Zudem denke ich, dass Saint-Exupéry zu dieser Zeit für Consuelo gar nicht interessant gewesen wäre, denn er war noch weitgehend unbekannt, hatte gerade einmal eine Erzählung veröffentlicht.
1926 reiste Antoine aus Paris ab, 1930 lernten sich die beiden in Buenos Aires kennen.
Schon über den Beginn der Beziehung gibt es von beiden unterschiedliche Angaben. Consuelo sagt, er habe sie zu einem Rundflug eingeladen und dann im Flugzeug gefordert, sie solle ihn küssen, sonst würde er das Flugzeug abstürzen lassen.
Saint-Exupéry behauptet, sie habe sich im Flugzeug versteckt und sei erst in der Luft hervorgekommen, um zu behaupten, er habe sie kompromittiert. Und auch später wird manches von beiden unterschiedlich dargestellt.

Von Anfang der Ehe an gibt es Probleme zwischen ihnen. Beide haben einen exzentrischen Lebensstil – wenn auch mit unterschiedlicher Ausrichtung –, beide sind literarisch interessiert (hier wird Consuelo zu einer seiner wichtigsten Stützen – manche sagen, zu seiner Muse). Beide haben ein problematisches Verhältnis zum Geld. Antoine schickt zwar Geld an seine Mutter zur Erhaltung des Anwesens, (es musste dennoch verkauft werden) gibt den Rest aber mit vollen Händen aus. Consuelo frönt seit jeher einem ausschweifenden Lebensstil und das Geld aus ihrer zweiten Ehe ist bald aufgebraucht.

Sehr problematisch ist auch, dass Antoine bald wieder als Pilot arbeiten will, mit Basis Casablanca. Consuelo geht zwar mit ihm dorthin, aber sie kennt aus den Büchern Antoines bereits die Ängste der Pilotenfrauen, die sie nun selbst erlebt. Eigentlich möchte sie, dass er nicht mehr fliegt, was durchaus verständlich ist, sich aber als für Antoine als inakzeptabel herausstellte. So hat er, um zu fliegen, gelegentlich „Urlaub" von der Ehe genommen.

Der nächste Rückschlag ist, dass er bei einem Unfall fast ertrinkt und seine Anstellung als Pilot verliert. Schließlich muss man in eine kleine Wohnung in Paris ziehen.

Was ist eigentlich die Basis dieser Beziehung, was wünschen sich die beiden vom jeweils anderen? Consuelo umgibt sich gern mit bekannten Menschen, insbesondere mit Literaten, vielleicht, weil sie meint, mit ihnen glänzen zu können. Und mit einem Adligen verheiratet zu sein, bedeutet auch etwas, auch wenn diese Bedeutung in Frankeich bröckelt.

Und was sollte sie für ihn sein? Anfangs ging es sicher um die Genugtuung, eine solche Frau erobern, für sich gewinnen zu können. Aber es kam doch noch etwas hinzu: Er wünschte sich wohl von ihr etwas Fürsorgliches, Mütterliches[31], etwas, das ihn, den Flieger „erden" konnte (wobei er sich aber andererseits gegen jeden solchen Versuch, geerdet zu werden, gewehrt hat). Ein Zitat aus einem Brief an Consuelo macht das deutlich:

> *Niemals geben Sie mir, wonach ich dürste. Bankette, Vernissagen, Soupers, Cocktails [...] Sie sind eine Dame der Gesellschaft. Täten Sie nicht besser daran, etwas öfter zu*

---

[31] Es gibt mehrere Stellen, in denen er gewissermaßen seine Mutter und seine Ehefrau vergleicht, z. B.:*Ein wenig bin ich auch um Consuelos wegen wiedergekommen, aber im Grunde sind immer Sie es, die einen zurückholen, Mama.* Geschrieben hat er das unmittelbar nach seiner Rettung nach der Bruchlandung in der Sahara (s. unten).

*Hause zu sein? Gibt es denn nicht den Schimmer einer
Hoffnung?
[...]
Ich sehne mich so sehr nach Hilfe. Nach der Unterstützung
einer Frau., Gestern, heute Morgen, heute Abend hätten
Sie mir zu essen geben sollen. Mir eine Tasse Tee ein-
schenken, mir die Hand auf die Stirn legen. Wenn ich tot
bin, werden Sie erkennen, was Sie verloren haben. Sie
bringen mich dazu, das Leben zu hassen.[32]*

Das sind starke Worte. Allerdings wird das, was er ihr so vorwirft,
von ihr ganz anders wahrgenommen. In einem der Briefe, die sie
ihm zu seiner letzten Station als Flieger (und zu der letzten Station
seines Lebens schreibt), führt sie aus, wie sorgsam und liebevoll sie
seinen Koffer gepackt hat.

*Wichtige Ratschläge: Wenn Du das Dutzend Stifte verlo-
ren hast, die in Deinem Koffer Nummer zwei sind, dann
hast Du noch einen, den ich mit einer Kette am Futter Deiner marineblauen Uniform befestigt habe. In derselben
Tasche findest Du Dein Ersatz-Abzeichen der Ehrenlegion
[...] In diese Uniform habe ich auch einen kleinen Vorrat
an Vencedrin getan, ein Päckchen Pullmoll und ein kleines
Heft aus Pergament, das wasserfest ist; außerdem, keine
Ahnung warum, ein Stück Kork und meinen kleinen Revolver, von dem ich mich noch nie getrennt habe und den
mir mein erster Mann geschenkt hat.*

So geht es über Seiten weiter. Ist das nicht ein Musterbeispiel an
Fürsorglichkeit? Seine Wahrnehmung ist eine ganz andere:

*Ich habe nicht ein Hemd ohne Löcher für Nordafrika, kei-
ne Socken, keine Schuhe, nichts.*

---

[32] Andersherum meint er in Bezug auf Consuelos Asthma: [...] *sie wünscht sich jedoch
wie alle Frauen, dass wir Männer uns ständig um ihre Gesundheit kümmern.* Eine
hypochondrische Note bis hin zur Simulation könnte tatsächlich an diesen Asthmaan-
fällen gewesen sein.

Kompliziert wird die Ehe noch dadurch, dass beide nicht auf ihre Unabhängigkeit verzichten wollen. Gemeinsamkeiten gibt es da nur wenig. Und sie haben auch einen recht unterschiedlichen Tagesrhythmus, der das noch mehr erschwert.

Und es gibt eine andere Frau, die Saint-Exupéry eine lange Strecke seines Lebens begleitet und von der er trotz der Einsprüche Consuelos nicht lassen wollte, auch nicht, als seine Ehefrau versuchte, ihn eifersüchtig zu machen und auch nicht, als sie mit Scheidung drohte: Nelly de Vogüé. Sie war in mancher Hinsicht der Gegenpol zu Consuelo. Sie war von klassischer Bildung, elegant, nicht flatterhaft wie Consuelo, sondern beständig und zuverlässig. Sie hatte die Mütterlichkeit, die Saint-Exupéry bei Consuelo nicht fand. Und sie hatte Geld. Viel Geld. Sie war sogar in der Lage, Saint-Exupéry das eine oder andere Flugzeug zu kaufen[33] und ihn auch sonst zu unterstützen. So konnte er schreiben. Sie schätzte auch seine Werke sehr. Dass eine solche Beziehung die Ehe mehr belastet als verschiedene kurzzeitige Liebschaften auf beiden Seiten, liegt auf der Hand. Nach seinem Tode haben dann die beiden Frauen vor Gericht erbittert um das Erbe gestritten.

Die Streitereien von Antoine und Consuelo fanden kein Ende, aber sie wurden unterbrochen durch die Flucht nach den U.S.A. die durch die deutsche Besatzung nötig wurde. Aber lange hielt es Saint-Exupéry nicht in den Staaten aus, er wurde wieder zum Flieger, stationiert in Nordafrika und mit Aufklärungsflügen befasst. Von dort aus startete er auch zu seinem letzten Flug...

1	Gemüt - Angst - Seelenheil, um das	40
2	Gemüt - Ehebrecherisch	14
3	Gemüt - Exzentrizität, Überspanntheit	67
4	Gemüt - Gefallsüchtig, kokett - sehr, zu	16
5	Gemüt - Gesellschaft - Verlangen nach	190

---

[33] Z.B. das Flugzeug, mit dem er die Strecke Paris-Saigon zurücklegen wollte und mit dem er in der Sahara eine Bruchlandung hinlegte, die er dann in „Wind, Sand und Sterne" verarbeitete.

6	Gemüt - Hitzig, feurig	36
7	Gemüt - Redseligkeit; Geschwätzigkeit	220
8	Gemüt - Schamlos	36
9	Gemüt - Stimmung, Laune - veränderlich	233
10	Gemüt - Verschwenderisch - Geld	18
11	Gemüt - Zügellosigkeit, sexuelle Ausschweifung	49

	verat.	nux-v.	lach.	stram.	plat.	sulph.	phos.	lyc.	bell.	puls.
	10/17	10/15	9/17	9/17	9/15	9/11	8/18	8/14	8/12	8/12
1	3	1	3	2	1	3	-	2	-	2
2	1	-	1	-	1	-	1	2	-	1
3	1	1	3	1	1	1	-	-	2	1
4	3	1	1	-	3	1	3	1	1	1
5	1	2	1	2	-	1	4	3	1	2
6	-	2	2	2	2	1	1	-	-	-
7	2	1	4	3	1	1	2	1	2	1
8	3	2	-	3	2	-	3	1	1	-
9	1	1	1	2	2	1	2	3	2	3
10	1	2	-	1	-	1	-	-	2	-
11	1	2	1	1	2	1	2	1	1	1

Ich muss sagen, dass ich sehr erstaunt war, wieder Veratrum an erster Stelle zu finden. Ich hatte eher an Lachesis gedacht. Möglich wären aus meiner Sicht auch Platin, Phosphor und ferner Pulsatilla. An dieser Stelle bietet es sich an, über die Miasmatik bei beiden nachzudenken. Zu Antoine habe ich schon ein wenig gesagt.Ich sehe ihn irgendwo zwischen Tuberkulinie und Syphilinie, unter Aussparung der Sykose, die ihm jedoch an manchen Stellen auch wieder als erstrebenswert erscheint. Bei Cunsuelo ist es ähnlich, nur dass die Betonung viel stärker auf der Tuberkulinie liegt

Saint-Exupéry und Hitler

Viele Leser werden meinen, es sei falsch, Saint-Exupéry mit Hitler in Verbindung zu bringen – in welcher Hinsicht auch immer. Und sie haben Recht. Ich will das auch gar nicht anhand ihres Tuns versuchen, sondern die Frage stellen, ob es Verbindendes in grundlegenden Haltungen und Ideen gibt.

Wenn man da etwas finden kann stellt sich die Frage, ob es nicht auch in uns etwas derart Verderbliches gibt. Diese Frage kann ich nicht allgemein beantworten, das muss jeder für sich selbst tun. Gut wäre es aber, über dieses Verderbliche zu wissen...

Saint-Exupéry legt größten Wert auf etwas, das er als *Steigerung des Menschen* bezeichnet. Darauf, dass der Mensch sich nicht selbst genügt, sondern dass er sich ausrichten sollte auf etwas, das außerhalb von ihm selbst liegt. Das gilt für den Einzelnen, das gilt auch in der Liebe:

> *Liebe heißt nicht, einander anzusehen, sondern gemeinsam in eine Richtung zu blicken.*

Ja, das kann man unterschreiben (obwohl das Einander-Ansehen irgendwie doch auch dazu gehört), aber es ist auch problematisch:

> *Jener Sozialismus, der vor allem die individuelle Entfaltung verkündet, steigert den Menschen weniger als der Faschismus, der das Opfer für etwas Äußerliches predigt. (Und der Name dieses „etwas" ist unwesentlich.) Die Bürgschaft des Symbols ist wichtiger als das Symbol selbst. Vaterland beispielsweise ist keineswegs idiotisch, nicht mehr als Gott in der religiösen Vorstellungswelt. Nutzlos, diese Anziehung des Faschismus zu leugnen; es ist das ein historisches Kennzeichen.*

Es kann auch „der Führer" sein. Man muss anerkennen, dass Saint-Exupéry hier analysiert, warum Faschismus Anziehungskraft besitzt, dass er nicht den Faschismus befürwortet. Er befürwortet die Steigerung des Menschen durch etwas, was außer ihm liegt. Aber für die Masse kann egal sein, was dieses Etwas ist – wenn sie überhaupt das Gefühl dafür hat, dass es etwas gibt, was außerhalb eines jeden Einzelnen liegt. Man sollte dieses Vakuum also mit Humanismus füllen und nicht mit Faschismus. Dem Faschisten ist die Masse egal, dem Humanisten nicht.

Aber auch der Humanismus kann unterschiedliche Form haben. Wenn er als Ziel die Steigerung des Menschen hat, kann er dazu kommen, diejenigen (die Masse), die sich nicht steigern wollen, zu verachten, selbst dann, wenn es ein bedingungsloses Grundeinkommen gibt. In der elitären Weltsicht Saint-Exupérys sind solche Gedanken durchaus nachweisbar.

Ein weiteres Zitat:

> *Überlegungen über die Gleichheit. Sie beruht keineswegs auf der natürlichen Ordnung. Das stärkste und klügste Tier herrscht. Ebenso der stärkste und klügste Mensch.*

Das könnte von NIETZSCHE sein (den Saint-Exupéry las und schätzte), wie auch die Formulierung von der Steigerung des Menschen[34]. Das sagt aber auch Hitler. Der Unterschied ist, dass Hitler dabei stehenbleibt und darauf seine Gesellschaft aufbauen will, Saint-Exupéry hingegen weitergeht:

> *Die aus dem Christentum hervorgegangene Gleichheit (jeder Mensch ist ein Ebenbild Gottes), sodann später die Gleichheit der Philosophen ist durchaus nicht eine wiederentdeckte Wahrheit, sondern eine Vorstellung. Sie ist nicht in einer früheren Kultur enthalten, sondern der Ausgangspunkt der nächsten, die Aussaat des Menschen durch eine Art geistigen Geschenks.*

---

[34] NIETZSCHE kann man mit dem Nationalsozialismus nicht direkt in Verbindung bringen. Gleichwohl konnten seine Werke sehr leicht vom Nationalsozialismus missbraucht werden. Mir scheint, dass es im Werk von Saint-Exupéry ähnliche "Angebote" gibt.

Dabei anerkennt aber Saint-Exupéry, dass die Zahl stärker ist als der Einzelne, heißt es aber nicht gut. Er spricht vom

> *Vergessen der eigentlichen Menschenrechte, die die Jünger der Algebra vorbringen.*

Das tut auch Hitler (S. 75), allerdings setzt er zu Unrecht die Herrschaft der Zahl über die Persönlichkeit mit dem Judentum, dem Marxismus und der Demokratie gleich, was ich für eine merkwürdige Zusammenstellung halte. Und ganz wichtig: Bei Saint-Exupéry führt die Idee der Aristokratie eigentlich zum Gegenteil wie bei Hitler: Es gilt Saint-Exupéry, den Schwachen gegen den Starken zu verteidigen. Hitler hingegen will die Schwachen entweder stark machen oder ausmerzen.

Aber an anderer Stelle kollidiert aber wiederum die Idee des Schutzes des Schwachen mit der Idee der Steigerung des Menschen: in der Frage:

> *Schöpfung des Menschen oder Achtung vor dem Individuum? Doch der Einzelne ist durchaus nicht begründet worden.*

Das wiederum passt zu Hitler, der ja auch einen neuen Menschen schaffen will, der jenseits des Individuellen angesiedelt ist. Dabei war Hitler durchaus unentschieden: Einmal betont er (wie Saint-Exupéry) die Bedeutung des Einzelnen gegenüber der Masse, das andere Mal betont er die Kollektivierung, das Ende des Einzelnen. Auch bei Saint-Exupéry finden wir – im letzten Zitat – die Abwertung des Einzelnen.

Zur Demokratie schreibt er folgenden Satz:

> *In der Demokratie rette ich das elende Individuum, aber in der wahrhaften abendländischen Kultur rette ich Gott, nicht die Menschenrechte, sondern – durch den Menschen hindurch – die Gottesrechte.*

Ist es so, dass das *elende Individuum*, wenn es in Not ist, nicht gerettet werden sollte? Sind die Menschenrechte wirklich von so geringer Bedeutung? Und was bedeutet es, die Gottesrechte retten zu wollen, wenn Gott ohnehin allmächtig ist (nur so ist er denkbar)?

Die Demokratie bewegt sich augenscheinlich in Richtung der statistischen Wahrscheinlichkeiten [...]. Und sie führt gewiß zur scheinbaren Befreiung des Menschen. Aber nur der scheinbaren. Es handelt sich um die Befreiung des Individuums. Denn der Mensch zerfällt dabei.

Man muss dabei bedenken, dass "der Mensch" für Saint-Exupéry über das Individuelle hinausgeht, indem er sich mit etwas Höherem verbindet (hier sehen wir wiederum eine Ähnlichkeit zu NIETZSCHEs "Übermenschen"). Dem Stalinismus und dem Nazismus bestreitet er diese Verbindung, dem Faschismus und dem Kommunismus gesteht er sie zu.

Gerechtigkeit und Gleichheit sind für Saint-Exupéry sozialistische Ideen, die sich sogar in Stalinismus und Nazismus wiederfinden. Hier ein Abschnitt über die Gleichheit:

Sie beruht keineswegs auf der natürlichen Ordnung. Das stärkste und klügste Tier herrscht, ebenso der stärkste und klügste Mensch.

Bringt man das mit dem Gedanken der Rasse zusammen, sind wir wieder bei Hitler. Was wäre also für Exupéry eine gute Gesellschaftsordnung? Sicher nicht die Herrschaft der Masse.

Wenn es die Wahl gibt zwischen der Herrschaft eines Einzelnen und der Herrschaft der Masse [...] so bin ich der Meinung [...], daß die Herrschaft der Masse die bedrückendste und ungerechteste ist, die es geben kann.

Die Gegenvariante nennt er den guten Tyrannen, bedenkt dabei aber, dass es kein sicheres Auswahlkriterium dafür gibt, dass der Tyrann wirklich gut ist und gut bleibt.

Und doch schreibt er ein dickes und unvollendetes Buch über einen guten ("guten") Tyrannen. Es ist posthum erschienen mit dem französischen Titel "Citadelle", auf deutsch "Die Stadt in der Wüste".

Die Stadt in der Wüste

Das erste Mal vor etlichen Jahren habe ich es nicht zu Ende lesen können, zur Seminar- und Buchvorbereitung habe ich das dann natürlich tun müssen. Es ist viel von der gerade beschriebenen Widersprüchlichkeit Exupérys darin enthalten und es gab auch Dinge, die mich entsetzten und abstießen. Dazu gehört zunächst die Form des Buches.

Das Ganze ist in einem hohen, manchmal salbungsvollen Ton gehalten – man könnte auch von einem biblischen Ton sprechen – den ich aber inhaltlich eher alttestamentlich ansiedeln würde. Der Tonfall erinnert auch stark an Nietzsches Zarathustra, zu dem es auch die eine oder andere inhaltliche Parallele gibt. NIETZSCHES "Zarathustra" hat allerdings gegenüber Saint-Exupérys "Die Stadt in der Wüste" einen entscheidenden Vorteil: Es ist wesentlich dünner und das Ende der Qual beim Lesen daher absehbar.
Ganz persönlich muss ich sagen, dass mir Werke, die in einem solchen Ton geschrieben sind, immer etwas verdächtig vorkommen.
Inhaltlich handelt es sich um Reflektionen Saint-Exupérys über den Menschen, den Krieg, die Liebe, die Welt, das Reich und Gott. Also letztlich über alles. Es ist wahrscheinlich tatsächlich Saint-Exupérys geistiges Vermächtnis, seine summa. Er konnte es nicht vollenden (und er vermutete selbst, dass er es niemals vollenden könne).
Ursprünglich sollte es mit Schafen beginnen:

> *Ich war Fürst der Berber und kehrte nach Hause zurück.*
> *Ich hatte der Schur der tausend Schafe meines Stammgutes beigewohnt.*

Da haben wir wieder das Thema des Schafes, des geradeaus gehenden Wesens und auch noch in seiner Doppelbedeutung: Einmal als wirkliche Tiere, als Schafherde; aber in einer anderen Formulierung, als der Fürst an anderer Stelle davon spricht, er wolle einen Stall bauen, in dem die ganze Herde schlafen kann. Damit meint er wohl eher seine Untertanen, die ihm folgen sollen und dafür jenen Stall bekommen.

Aber andererseits geht es dem Fürsten darum, dass seine Untertanen ihre Möglichkeiten verwirklichen, es geht ihm darum, dass sie – wie wir heute sagen würden – nicht bloß konsumieren, dass sie sich nicht in einem angenehmen Leben aufgehoben fühlen, sondern dass sie ihr Herz an etwas binden, das größer als sie ist, dass sie wachsen, dass sie sich steigern; wie oben schon gesagt, ist das für Saint-Exupéry der Kern des Menschseins. Zwischen beiden Haltungen scheint sich die Erwartung des Fürsten an seine Untertanen aufzuspannen.

Ein Beispiel ist die Karawane, die Widrigkeiten zu trotzen hat, die aber doch immer wieder unbeirrt ihren Weg weiterverfolgt, egal, was passiert. Auf der anderen Seite steht der Mensch, der sich entwickeln kann (und, wie der Fürst meint, muss), und wer sich entwickelt, der kann nicht immer sagen, in welche Richtung die Entwicklung geht – jedenfalls nicht unbedingt geradeaus wie beim Schaf.

Das war der ursprünglich geplante Anfang. In der späteren Fassung beginnt das Buch mit einem Abschnitt über das Mitleid. Ich erinnere zuvor daran, dass Saint-Exupéry von den elenden Individuen geschrieben hat und dass die Demokratie diese fördere – zu Unrecht. Nun ja, der Fürst ist ja auch kein Demokrat.

Allzuoft habe ich gesehen, wie das Mitleid irregeht. Doch wir, die wir über die Menschen herrschen, haben ihr Herz zu ergründen gelernt, damit sich unsere Fürsorge einem Gegenstand zuwende, der der Betrachtung würdig ist. So versage ich dieses Mitleid den eitel zur Schau getragenen Wunden, die den Frauen das Herz zerreißen, wie auch den Sterbenden und den Toten.
Und ich weiß, warum.
In meiner Jugend gab es eine Zeit, da hatte ich Mitleid mit den Bettlern und ihren Geschwüren. Ich warb Heilkundige für sie an und kaufte Balsam. Die Karawanen brachten mir von einer Insel goldhaltige Salben, die die Haut über dem Fleische wieder flicken. Also tat ich bis zu dem Tag, da ich einsah, daß sie auf ihren Gestank Wert legten wie auf einen seltenen Schatz, denn ich hatte sie dabei ertappt, wie sie ihre Wunden kratzten und mit Mist befeuchteten,

so wie einer das Erdreich düngt, um ihm die purpurne Blume zu entreißen...

Wenn sie sich herbeiließen, meinen Arzt zu Rate zu ziehen, so geschah es in der Hoffnung, ihre Geschwüre würden ihn staunen machen durch ihren Pestgeruch und ihre Fülle. Und sie schwenkten ihre Stümpfe, um ihren Platz in der Welt zu behaupten. So nahmen sie die Pflege wie eine Huldigung entgegen und hielten ihre Glieder den Waschungen hin, die ihnen schmeichelten. Doch kaum war ihr Übel getilgt, da entdeckten sie ihre Unwichtigkeit; sie kamen sich wie überflüssig vor und widmeten sich fortan dem Wiedererwecken jenes Geschwürs, das von ihnen lebte.

Und sobald sie sich durch ihr Leiden wieder herausgeputzt hatten, zogen sie abermals, eitel und prahlerisch, den Napf in der Hand, auf der Karawanenstraße dahin und forderten im Namen ihrer unsauberen Götter Tribut von den Reisenden.

Bereits aus diesen Zeilen spricht Verachtung jener Elenden. Und es erheben sich zwei Fragen: Die erste ist, was denn mit jenen geschehen soll, die den Forderungen des Fürsten nicht nachkommen. Auf diese Frage werde ich später zurückkommen. Die zweite Frage ist, welchen Weg seine Untertanen gehen sollen. An welche Werte, die größer sind als sie, sollen sie sich binden?Das ist zum einen das Reich – das ist natürlich das Hauptinteresse das Fürsten, wenn auch er an etwas denkt, was über ihn selbst und das Reich hinausgeht (was man bei diesem Fürsten unterstellen kann).

Aber man kann es auch kleiner und größer haben. Schon derjenige, der ein Handwerk ausübt und versucht, die Möglichkeiten auszuschöpfen, die in seinem Handwerk liegen, bindet sich an etwas, was über ihn selbst hinausgeht. Größer heißt, dass das Streben der Menschen sich auf den Weg zu Gott richten sollte. Gewissermaßen auf diesem Weg liegen dann auch das Reich und der Fürst, den man fast als Stellvertreter Gottes auf Erden auffassen könnte. Und schon wieder sind wir bei Veratrum ("*Wahnideen - göttlich; er sei*").

Jedenfalls scheint er sich selbst teilweise als Stellvertreter zu sehen.

Das ist natürlich eine tolle Sache, wenn ein Fürst die Verwirklichung der Möglichkeiten von seinen Untertanen erwartet: Mensch, werde der du bist. Das heißt ja auch, dass die Widrigkeiten, die dieser Selbstentfaltung in ein Größeres hinein im Wege stehen, beseitigt werden sollen. Wunderbar! Und bis zu dieser Stelle kann ich auch vollkommen zustimmen. Seine kreativen Möglichkeiten entwickeln, sich von dem kleinlichen Egoismus lösen und schöpferisch werden sind wunderbare Zielstellungen. Übrigens ist das auch von Charles Manson in ähnlicher Weise formuliert worden.

Ich finde es auch ausgezeichnet, dass der Fürst nicht nur die Besten fördert, sondern alle, die sich bemühen, etwas zu schaffen, was über sie hinausweist.

Wenn du nur die großen Bildhauer förderst, wird es bald keine großen Bildhauer mehr geben.

Er begegnet einem Flickschuster, der bei seiner Arbeit singt. Das regt ihn zu der folgenden Betrachtung an:

Was ist es, Flickschuster, das dich so fröhlich macht?
[...]
Aber ich hörte nicht auf seine Antwort, denn ich wußte genau, daß er sich täuschte, und daß er mir von dem Gelde, das er verdiente, oder von der Mahlzeit, auf die er wartete, oder von seinem Feierabend erzählen würde. Er wußte ja nicht, daß sein Glück darin bestand, sich in goldene Pantoffeln zu verwandeln.

Und er wird nicht müde zu betonen, dass er das Heil im Austausch zwischen den Menschen sieht (was ihn von Hitler unterscheidet). Das ist alles wunderbar und man könnte sich tatsächlich einen solchen großartigen Herrscher anstelle der Demokratie wünschen.

Damit komme ich zu meiner obigen ersten Frage zurück:
Es ist die Frage, ob alle Menschen willens und in der Lage sind, dieses wunderbare Angebot anzunehmen. Und die Frage ist, was mit jenen geschehen soll, die das nicht tun – mit den *Viel zu Vielen*, wie sie NIETZSCHE bezeichnete.

Das will der Fürst nicht akzeptieren:

Ich habe eingesehen, daß ich die Menschen durch meinen Zwang zum Leben erwecken muß und erwecken kann, statt sie zu verderben.

Und er entwickelt einen regelrechten Hass auf diejenigen, die nicht so sind, wie er von ihnen erwartet.

> *Die anderen aber, die ich frei nannte, die nur über sich selber bestimmen und in unerbittlicher Einsamkeit verharren – sie sind ohne Steuerung, da ihren Segeln der Wind fehlt, und ihre Widerstände sind stets nur Launen ohne Zusammenhang.*
>
> *So hasse ich dieses Vieh, ich hasse den Menschen, der seine Substanz verloren hat und der kein inneres Vaterland mehr besitzt.*

Und dieser Hass geht bis zur Hinrichtung und bis zur Folter.

Eine Stelle muss ich dazu noch erwähnen. Es geht um eine "Lehre", die er von seinem Vater empfangen hat:

> *Eine junge Frau, die irgendein Verbrechen begangen hatte, verurteilten die Richter der Stadt einstmals dazu, die zarte Hülle ihrer Haut in der Sonne abzustreifen; so ließen sie sie einfach in der Wüste an einen Pfahl binden.*
>
> *- Ich werde dich lehren, sagte mein Vater, worauf das Streben der Menschen gerichtet ist. Und abermals nahm er mich mit sich. [...]*
>
> *Während wir unterwegs waren, zog ein ganzer Tag über sie hin, und die Sonne trank ihr warmes Blut, ihren Speichel und den Schweiß ihrer Achselhöhlen. Sie trank das Wasser des Lichtes ihrer Augen. Mit ihrer kurzen Barmherzigkeit sank die Nacht herab, als wir, mein Vater und ich, an die verbotene Schwelle der Hochebene gelangten, wo sich ihr weißer und nackter Leib vom felsigen Boden abhob - zarter als ein Blumenstengel, der sich von Feuchtigkeit nährt, nun aber abgeschnitten ist von den Vorräten des schwerfälligen Wassers, die unter der Erde ihr dichtes Schweigen bilden. So wand sie die Arme wie eine Rebe, die*

schon in der Feuers-glut prasselt, und flehte Gott um Er-
barmen an.
- Höre sie, sagte mein Vater. Sie entdeckt das Wesentli-
che...
Ich aber war noch ein Kind und wollte verzagen:
- Vielleicht leidet sie, antwortete ich, und vielleicht hat sie
Angst...
- Sie ist über das Leiden und die Angst hinaus, antwortete
mein Vater, das sind die Stallkrankheiten für das niedrige
Herdenvieh. Sie entdeckt die Wahrheit.

Mein Vater ließ mich wieder hinter sich aufsitzen, als der
Kopf der Verurteilten auf ihre Schulter gesunken war. Und
das Wehen des Windes war um uns.
- Heute abend wirst du sie hören, sagte mein Vater, wie sie
unter den Zelten aufsässig grollen und mir meine Grau-
samkeit vorwerfen. Aber ich werde sie zwingen, ihre Em-
pörungsgelüste hinunterzuschlucken: Ich schmiede den
Menschen.

Alice MILLER würde das als „schwarze Pädagogik" bezeichnen, sowohl die Art und Weise, wie der Vater mit seinem Sohn verfährt,
als auch die Folter der jungen Frau, die angeblich dem Ziel dienen
soll, dass sie „das Wesentliche" erkenne. Dazu muss ich bemerken,
dass es wohl sein kann, dass jemand in der Konfrontation mit dem
Tod tatsächlich wesentliche Einsichten hat, aber das zu provozieren, indem man als Herrscher oder Lehrer jemanden absichtlich in
die Nähe des Todes bringt oder foltert, ist für mich nichts weiter
als Tyrannei[35].
Erich FROMM hingegen würde vielleicht dieses Beispiel als „wohl-
wollenden Sadismus" bezeichnen, wobei ich nicht genau weiß, was
er damit meint.
Vielleicht so: Der Fürst – Saint-Exupéry – will das Gute für seine
Untertanen. Ein Gutes, dem ich durchaus auch zustimmen würde:
die Entwicklung der eigenen schöpferischen Möglichkeiten. Das ist
das Wohlwollende. Die Mittel, die man dazu verwendet, können

---

[35] Erneut bin ich erinnert an den unsäglichen Film "Martyrs", in dem ebenfalls durch
Folter "das Wesentliche" erkannt werden soll.

sadistisch sein. Der Zweck heiligt eben nicht die Mittel – oder doch?

Zu bemerken ist an dieser Stelle noch, dass hier wie im "Kleinen Prinzen" vom "Wesentlichen" die Rede ist, im "Kleinen Prinzen" als das, was für die Augen unsichtbar ist und nur vom Herzen wahrgenommen werden kann. Das was der Fürst tut, soll wohl auch das Erkennen des Wesentlichen fördern, aber wahrscheinlich wird seine Rede nicht auf Kopfkissen gestickt.

Und eine letzte Bemerkung zu obigem Zitat:

Es scheint so zu sein, dass es gelegentlich Differenzen zwischen dem Vater und dem Sohn gegeben hat. Ob man dafür die Rubrik *"Beschwerden durch - Streitigkeiten - Vater, mit dem"* verwenden kann, dessen bin ich mir nicht sicher. Dazu wissen wir zu wenig von der Kindheitsgeschichte. Aber dass das Ansehen der vom Vater gefolterten Frau zu einer Traumatisierung des Sohnes führen kann, liegt auf der Hand.

Eine weitere Bemerkung noch zu dem Zitat des Anfangs: *Stallkrankheiten für das niedrige Herdenvieh*

Natürlich ist dieser Ausdruck von tiefer Verachtung geprägt. Es gibt also zwei Kategorien von Menschen: diejenigen, die dem Fürsten folgen und sich an etwas binden, was größer ist als sie (das Reich, der Fürst, Gott) und diejenigen, die das nicht tun. Letztere sind das Herdenvieh[36].

Eine zentrale Frage – ich stellte sie schon – ist, was mit dem niedrigen Herdenvieh geschehen soll. Und ich werde die Beantwortung nochmals aufschieben und zunächst etwas zum Fürsten selbst schreiben, wobei wir allerdings nicht viel Persönliches erfahren.

Als erstes erfahren wir, dass er vom *Geblüte der Adler* ist (eigentlich ist da der Vater gemeint, aber der Sohn ist ja dann auch vom Geblüte des Vaters).

Was kann man symbolisch mit dem Adler verbinden? Er ist der König der Lüfte, unangefochten. Wohl mögen verschiedene Geier höher fliegen als er, aber diese kann man dann von der Erde nicht mehr sehen. Irgendwie passt das zu Saint-Exupéry, nur dass er sich zu diesem Zwecke einer Maschine bedient. In dem ganzen

---

[36] Irgendwie bin ich da auch wieder an Hitler erinnert.

Buch "Die Stadt in der Wüste" wird überwiegend der Blick "von oben", der elitäre Blick, deutlich. Man kann da schon von Hochmut reden.

Weiter erfahren wir von seiner Grausamkeit und seinem Zwang, dass jeder Mensch seine ihm innewohnenden Fähigkeiten entwickeln <u>muss</u>. Dabei ist er wohl rücksichtslos, aber er lügt nicht. Diese wenigen Charaktereigenschaften kann man in einer kurzen Zwischenrepertorisation zusammenfassen:

1	Gemüt - Diktatorisch	66
2	Gemüt - Grausamkeit	56
3	Gemüt - Hochmütig, arrogant	136
4	Gemüt - Wahnideen - göttlich; er sei	5
5	Gemüt - Wahrheit - sagt (vorbehaltlos, rücksichtslos) die reine Wahrheit	17

	verat.	stram.	ignis-alc.	heroin.	plat.	anac.	sulph.	hyos.	lach.	ars.
	5/7	4/6	4/4	4/4	3/8	3/6	3/6	3/5	3/5	3/4
1	1	1	1	1	2	1	2	-	1	1
2	1	2	1	1	2	4	1	2	2	2
3	3	2	1	1	4	1	3	2	2	1
4	1	1	1	-	-	-	-	-	-	-
5	1	-	-	1	-	-	-	1	-	-

Weiter fällt Veratrum an erster Stelle auf, gefolgt von einer illustren Reihe von Mitteln.

Der Fürst betreibt Zucht in einem doppelten Sinne: im Sinne von „züchtigen", also im Sinne von Zwang, einem bestimmten Wege zu folgen – dem der Verwirklichung der eigenen schöpferischen Möglichkeiten immerhin – und entsprechenden Strafen bei Nichtbefolgung des Verbots.

Der andere Sinn von Zucht wird ebenfalls von ihm befolgt: der Sinn von Auslese.

An zahlreichen Stellen ist zu lesen: Den, der dieses oder jenes tut oder nicht tut, verschone ich - oder fördere ich - aber den, der dieses oder jenes tut oder nicht tut, erwürge oder köpfe ich.

Zähmung und Züchtung bzw. Züchtigung sind die grundlegenden Techniken, die der Fürst zur Erreichung seines Ziels einsetzt.

Das Resultat ist eine Tyrannei oder ein totalitäres System. Nun ist es nicht so, dass das Saint-Exupéry das etwa uneingeschränkt befürworten würde, und schließlich ist der Fürst auch nicht vollkommen Saint-Exupéry. Aber er stellt sich die Frage auch in seinem Tagebuch. Ich wiederhole hier:

> *Schöpfung des Menschen oder Achtung vor dem Individuum?*
> *Doch der Einzelne ist durchaus nicht begründet worden.*

Damit tendiert seine Antwort in der aufgezeigten Alternative gegen das Individuum.

Der Fürst fragt sich Ähnliches:

> *Der eine ... verlangt das Recht zum Handeln für den Menschen, so wie er ist. Der andere hingegen fordert das Recht, den Menschen zu formen, damit er zum wahren Sein gelangen und handeln könne. Und beide preisen sie den gleichen Menschen.*

Es gäbe noch viele Stellen, die man hierzu zitieren könnte. Die Frage ist immer wieder: Was passiert mit jenen Menschen, die sich nicht so formen lassen, dass sie zum *wahren Sein* gelangen?

Ich merze alle aus, die verdorben sind. ...
Man muss die dürren Zweige abhauen, weil sie ein Zeichen des Todes sind.
Darum schneide ich sie weg, wenn ich sie fallen sehe, ohne mich mit ihnen abzugeben, und richte meine Blicke anderswohin.

Ein Beispiel will ich zu dem Verwerfen des Untauglichen noch geben. Es geht um einen seiner eigenen Minister, der ihm von seiner Gestalt her und von seinem Dünkel her nicht gefiel und der eine Verschwörung angezettelt hatte, dann aber seine Mitverschwörer verraten hat.

Warum hast du so einen feisten Bauch und dieses nach hinten geworfene Haupt und so feierlich geschürzte Lippen? Wozu diese Festung, wenn es in deren Innerem nichts zu verteidigen gibt? Der Mensch trägt etwas in sich, was größer ist als er selbst. Du aber suchst dein schlaffes Fleisch, deine wackelnden Zähne, deinen schweren Bauch zu retten, als seien sie die Hauptsache [...].
Jener bot einen häßlichen Anblick und war häßlich anzuhören, als ihm der Henker die Knochen brach.

Wer züchtet, der kann nicht umhin, das zu tun. Was soll man sonst mit den missglückten Züchtungsversuchen machen? Man könnte sie etwa in Lagern isolieren oder gleich töten. An dieser Stelle ergibt sich eine fatale Ähnlichkeit zu gewissen nationalsozialistischen Ideologien.
Das gilt auch dann, wenn man selbstverständlich Saint-Exupéry nicht diesen Ideologien zuordnen kann. Er hat ja schließlich gegen die Nazis gekämpft. Die Ähnlichkeit bleibt und auch die damit verbundene Gefahr.

Reden wir noch ein wenig von Zucht, Züchtung, Züchtigung und Zähmung.
NIETZSCHE spricht ebenfalls von Züchtung und Zähmung:

Tugend ist das, was bescheiden und zahm macht: Damit
machten sie den Wolf zum Hunde und den Menschen sel-
ber zu des Menschen bestem Hausthiere.

Und Saint-Exupéry (aus den Carnets):

Eure Rettung wird sein, wenn ihr die Liebe zu den Waffen
wiedergefunden habt. Wert hat, was sie euch lehren. Ihre
seid zu Haustieren geworden.

Überflüssig zu erwähnen, dass das tendenziell auch zu Hitler passt.
Aber vielleicht muss man zu diesem Thema noch mehr sagen. Die
Züchtung, die Saint-Exupéry im eben vorgelesenen Zitat meint, ist
die hin zur Kleinheit. Diese lehnt er ab, und will das Gegenteil –
wie der Fürst: Die Züchtung, die der Fürst meint, ist die zur Größe,
die aber dennoch nicht dem Individuum, sondern dem Reich und
dem Austausch dient.

SLOTERDIJK schreibt dazu in seinem umstrittenen Artikel über den
Menschenpark:

Dies ist der von Nietzsche postulierte Grundkonflikt aller
Zukunft: der Kampf zwischen den Kleinzüchtern und den
Großzüchtern des Menschen – man könnte auch sagen
zwischen Humanisten und Superhumanisten, Menschen-
freunden und Übermenschenfreunden.

Dass beides Gefahren birgt, ist leicht ersichtlich.
Das eine führt zur Verhaustierung des Menschen, die sich in ge-
fährlicher Nähe zur Sklaverei befindet, einer Sklaverei allerdings,
die nicht mehr spürbar ist, weil das Gen des Aufruhrs herausge-
züchtet wurde und ohne Aufruhr fühlt sich niemand als Sklave. *Ihr*
seid zu Haustieren geworden.
Man muss sich nur an die Regeln halten. Innerhalb der Regeln
kann man machen, was man will. Nur gibt es bald kein Innerhalb
der Regeln mehr, weil die Regeln den Freiheitsraum, den sie be-
grenzen sollen, immer mehr ausfüllen. Und weil das, was der persönlichen Freiheit eines jeden zugehört – also dem umschlossenen

aber immerhin noch vorhandenen Raum – schließlich danach drängt, selbst zur Regel zu werden. Die Wucherung der Regeln kommt sowohl von der Grenze her als auch von innen, aus dem eigentlichen freien Raum. SLOTERDIJK spricht an anderer Stelle von Umzingelungsbewegungen.

Die Tendenz der Verhaustierung ist die zur Gleichheit. Köpfe, die etwas höher ragen, werden, wo nicht abgeschnitten, so doch misstrauisch angesehen. Man lese etwa die Kommentare in manchen Journalen zu Priestern, Ärzten und Bankern. Sicher ist manches davon begründet, aber es gibt unglaublich viel Hass dabei. Die katholische Kirche etwa ist selbstverständlich ein Haufen von Kinderschändern und sonstigen Verbrechern. Das war sie schon immer, denn seit der Inquisition war ja die katholische Kirche mit nichts anderem als Hexenverbrennungen befasst. Inquisition und Hexenverbrennung sind sowieso dasselbe.

Die andere Richtung kann zur Herausbildung von Herrenrassen und Herrenmenschen führen und zur Vernichtung des Lebens, welches nicht die geforderte Größe hat. Bei dem Fürsten geht es immerhin um die Erlangung wirklicher Größe. Aber auch dann ist das Abschneiden der dürren Äste sehr problematisch.

Unsere heutige Zeit ist natürlich keins von beiden oder doch von beiden etwas. Und auch das ist unbefriedigend.

In jedem Falle bedeutet Züchtung Selektion, sei es im Sinne von HESSES Glasperlenspiel oder sei es im Sinne von Auschwitz.

SLOTERDIJK meint, es würde bald ein Merkmal von Unschuld sein, wenn Menschen sich explizit weigern, die Selektionsmacht auszuüben, die sie faktisch errungen haben. Das Verweigern aber ist recht wirkungslos (weil es andere ja doch tun), weshalb SLOTERDIJK einen Codex der Anthropotechniken fordert was ihm ziemliche Gegnerschaft eingebracht hat.

Auch der Fürst bei Saint-Exupéry bräuchte einen solchen Codex – ja, eigentlich sucht er in dem ganzen Buch nach diesem Codex. Sein Ziel ist klar – der höhere Mensch – aber er sucht nach dem Weg dorthin. Nun ja, vielleicht ist ja das Ziel doch nicht ganz so klar.

SLOTERDIJKs Kommentar zu PLATON:

Die königliche Anthropotechnik verlangt vom Staats-
mann, dass er die für das Gemeinwesen günstigsten Ei-
genschaften freiwillig lenkbarer Menschen auf die
wirksamste Weise ineinanderzuflechten versteht, so dass
unter seiner Hand der Menschenpark zur optimalen Ho-
möostase gelangt.

Das ist auch Saint-Exupérys Vision von Austausch.

Weiter SLOTERDIJK:

Das geschieht, wenn die beiden relativen Optima der Men-
schenartung, die kriegerische Tapferkeit einerseits, die
philosophisch-humane Besonnenheit gleichkräftig in das
Gewebe des Gemeinwesens eingeschlagen werden.
Weil aber beide Tugenden in ihrer Vereinseitigung spezifi-
sche Entartungen hervorbringen können, darum muß der
Staatsmann die ungeeigneten Naturen auskämmen, bevor
er darangeht, mit den geeigneten den Staat zu weben.

Was Plato vortragen läßt, ist das Programm einer huma-
nistischen Gesellschaft, die sich in einem einzigen Voll-
Humanisten, dem Herrn der königlichen Hirtenkunst,
verkörpert. Die Aufgabe dieses Über-Humanisten wäre
keine andere als die Eigenschaftsplanung bei einer Elite,
die eigens um des Ganzen willen gezüchtet werden muß.

Das scheint mir als Beschreibung des Projektes „Die Stadt in der
Wüste" gut zu passen. Mit einer Ausnahme: Der Fürst will nicht
nur eine Elite, sondern er will ein ganzes Volk mit den Eigenschaften der Elite. Der Rest wird herausgekämmt. Wo gehobelt wird, da
fallen Späne. Wir erinnern uns natürlich an dieser Stelle, dass es
auch in Nazi-Deutschland ein großes Züchtungsprojekt gab.

Um den Gefahren zu entgehen, die beschrieben wurden, braucht es
natürlich einen genialen Herrscher oder Hirten. Der beste ist
selbstverständlich Gott, aber diejenigen, die zu ihm beten, bekommen nur Schweigen als Antwort. Das sagt der Fürst selbst.

Infolgedessen kann der Fürst tatsächlich nur der Stellvertreter Gottes sein.

Und so spricht er auch von sich selbst:

> *Ich bin der Rasen über dem Abgrund. Ich bin die Kammer, in der die Früchte golden reifen. Ich bin die Fähre, die eine ihr von Gott anvertraute Generation von einem Ufer zum anderen bringt.*

So spricht der Fürst von sich selbst – so schreibt Saint-Exupéry!

Es fehlte eigentlich nur noch das „*Ich bin das Alpha und das Omega*".[37]
Man kann sich die Frage stellen, welche Rubriken man hier zur Anwendung bringen könnte - und schon sind wir wieder bei Veratrum album.

Im Reich werden aber keine Fragen gestellt. Und es wird keine Kritik geübt.
Eine hübsche Stelle dazu:

> *Jemand fragt, warum der Gebetskranz 13 Perlen hat und bringt Gründe dafür vor, warum es auch 12 sein könnten. Seine Gründe werden nicht beachtet. Er insistiert: - Sage mir... inwiefern wiegt die Schnur mit 13 Perlen schwerer?... –*
> *- Die Schnur mit den 13 Perlen, antwortete mein Vater, wiegt das Gewicht all der Köpfe, die ich schon in ihrem Namen abgeschlagen habe.*

Des Fürsten Kommentar dazu:

---

[37] Neben dieser neutestamenlichen Identifizierung gibt es auch Bezüge zum Alten Testament.
Nelly DE VOGÜÉ (Antoines Freundin) schreibt: *Du bist ein wenig wie Christus, wenn Du an Deiner Stadt in der Wüste schreibst.*
Ich weilte in der Ferne, ich bin heimgekehrt, ich blickte mich um: da fand ich die Menschen wieder, wie sie sich um das Goldene Kalb scharten; sie nahmen nicht Anteil, sie waren töricht.
Ist der Fürst (ist Saint-Exupéry) Moses <u>und</u> Christus?

Gott erleuchtete den Ungläubigen, der sich bekehrte.

Man muss anerkennen, dass es sich hier um den Vater des Fürsten handelt. Der Fürst selbst, der jetzt regiert, ist nicht in diesem Maße grausam. Er denkt nach und meditiert über die richtige Art, das Reich zu führen. Und das ist natürlich im höchsten Grade introspektiv. Solche feinen Verästelungen von innerer Struktur wie bei Natrium muriaticum können wir finden.

Dennoch gibt es auch bei ihm Grausamkeit. Und da geht er manchmal sehr weit. Ein Beispiel, das mit persönlich sehr zu denken gibt:

> *Es gibt nichts auf der Welt, was nicht unbedingt im Rechte wäre. Ausgenommen sind nur die, die überlegen, argumentieren, Beweise führen und weder Recht noch Unrecht haben, da sie eine logische Sprache ohne Inhalt gebrauchen....Ich beseitige sie daher einfach, so wie ich den Baum abhaue.*

Nun ja, das geht ja denn wohl direkt gegen meinen Helden Sokrates. Und Sokrates hat den Wein gemischt. Der Fürst hingegen sagt:

> *Denn das Wasser ist frisch und begehrenswert. Auch der reine Wein ist begehrenswert. Aber aus dem Gemisch bereite ich ein Getränk für Eunuchen.*

Mir scheint Verachtung ein wichtiges Charaktermerkmal des Fürsten zu sein und daneben eine fragwürdige Männlichkeitsauffassung. Alles oder nichts. Keine Anpassung, kein Konsens. Ich achte den Feind, aber ich töte ihn. Lycopodium kommt für den Fürsten überhaupt nicht in Frage. Nux vomica schon eher.
Stärke, nicht Nachdenken sei das Charakteristikum des Helden. Achilleus ist der Held des Fürsten, nicht Odysseus. Und die größte Verachtung hat der Fürst für die übrig, die ihre Existenz sichern, die Geld und Güter sammeln und für schlechte Zeiten zurücklegen. Man kann auch das wieder vergleichen: Auch Charles Manson sagt seinen Jüngern und Jüngerinnen, dass alles richtig sei. Auch

Charles Manson zieht zu Felde gegen das Establishment, gegen jene, die ihre Pfründe sichern.

Aber es gibt noch einen schlimmeren Vergleich: Den Vergleich mit einem Teil dessen was den Juden vorgeworfen wurde (und vorgeworfen wird). Sie erwägen, sie denken nach, sie wollen ihren eigenen Vorteil. Sie häufen Besitz an usw. Einzig die jüdisch-bolschewistische Weltverschwörung findet sich in den Gedanken des Fürsten nicht.

Ich weiß, dass ich mit diesem Vergleich zu weit gehe. Es wäre fast absurd, Saint-Exupéry etwa Antisemitismus zu unterstellen (obwohl man ihn, wenn man genau hinsieht, vereinzelt findet). Ich denke aber tatsächlich, dass sich bei Saint-Exupéry Formen des Denkens und des Fühlens finden, die sozusagen die Voraussetzung sind, auf denen sich solche Sachen wie Antisemitismus entwickeln können. Ein schwarzer Fleck mitten im Humanismus! So wie A-DORNO und HORCKHEIMER den schwarzen Fleck inmitten der Aufklärung entdeckt haben[38].

Vielleicht ist es ja nicht schlecht, sich bewusst zu werden, dass es in jedem von uns irgendwo (mindestens) einen schwarzen Fleck gibt.

Das Volk (das Reich) und die anderen.

Ein Internationalist und Globalist ist der Fürst sicher nicht – genausowenig wie Hitler (abgesehen von dessen Anstrebung der globalen Herrschaft und der daraus folgenden Zuordnung der Nicht-Deutschen zum Herdenvieh).

Daraus folgen zwei Möglichkeiten: die friedliche Koexistenz ohne Durchmischung oder der Krieg. Und wenn man sich zwischen beiden entscheiden muss, gibt es durchaus einige Argumente für den Krieg. Zum Beispiel Eroberung von Schätzen, von Frauen, von Lebensraum. Hierzu Saint-Exupéry in den "Carnets":

Die Nationen mit Sendungsbewusstsein, die noch nicht den englischen Gebietsbegriff akzeptiert haben, wie etwa Italien, Deutschland oder Japan; sie sind arm, weil die Bevölkerung, die sie belastet, größer ist als das landwirt-

---

[38] Dialektik der Aufklärung

schaftliche Potential zuzüglich des landwirtschaftlichen Austausches. Sie sind jedoch keineswegs bestrebt, diesen Überschuß an Menschen zu reduzieren, sondern predigen Kinder. Denn um ein Reich zu gründen, um eine Kultur auszubreiten, um dafür Krieg zu führen, braucht man Kinder.

[...]

Sie können sich darauf berufen, sie befolgten die Gesetze des Lebens und unterwürfen die Welt einer Selektion. Sie können geltend machen, nur die Idee der Größe erweitere den Horizont des Menschen – und dieses Streben führe zum Universalen. Sie können mit Fug und Recht behaupten, der Mensch, der auf sich selbst beschränkt sei, der sich mit seinem Trog und seinem kleinen Ersatz begnüge – der seinen Anteil an Ideen hinnehme, ohne ihretwegen nach dem Universalen zu streben – solch ein Mensch sei saturiert, sei gestorben.

Nun ja, ganz ähnliche Worte können wir bei Hitler finden. Die Lebensraum-Vorstellung ist hinlänglich bekannt, sodass sich hier ein entsprechendes Zitat erübrigt.

Bis zu dieser Stelle bemerke ich eine gewisse Distanz Saint-Exupérys zu dem, was er da schreibt. Der Fürst hingegen <u>praktiziert</u> es. Und etwas später schreibt Saint-Exupéry:

[Der Nationalist...] versucht, anders gesagt, einen bestimmten Menschentyp in sich zu retten: den Menschen, der nach dem Universalen trachtet. Der den Kampf erstrebt um des Lebens und der Auslese willen.

Aber dann kommt – zum Glück – die Relativierung:

Und auch in diesem Falle ist ein Begriff überholt, mag er auch noch so edel sein, denn die Größe des Menschen beruht auch auf den Künsten, den Wissenschaften, den Bibliotheken. So gefährdet ihn dieses Sendungsbewußtsein, denn eben der Weg, den diese Sendung nimmt, ist zerstörerisch. Durch einen heutigen Krieg zahle ich einen zu ho-

hen Preis für mein Spiel und morde im voraus den Men-
schen, den ich zu erschaffen vorgebe.

Wir sehen an dieser Stelle erneut recht deutlich, wie widersprüch-
lich das Denken Saint-Exupérys ist. Da folgen Stellen, die ich sofort
unterschreiben würde, auf Stellen, die ich widerwärtig finde.
Aber kommen wir zurück zum Fürsten aus "Die Stadt in der Wüste". Für den Fürsten ist Abgrenzung sehr wichtig. Und, wie schon
gesagt, Auslese. Ein Beispiel dafür will ich anführen. Da trifft er
sich in der Wüste mit dem Fürsten des Nachbarlandes und beide
bezeugen einander Respekt. Die Heere bleiben getrennt, *denn es*
ist nicht gut, wenn sich die Menschen vermischen.

> *[...] und so trat ich dem anderen hinter dem dreifachen*
> *Wall meiner Einsamkeit entgegen. Wir setzten uns auf*
> *dem Sande einander gegenüber. Ich weiß nicht, ob er oder*
> *ich damals mächtiger war. [...] Wir verhandelten damals*
> *über Viehweiden. Er sagte: Ich habe fünfundzwanzig Tie-*
> *re, die eingehen. Bei dir hat es geregnet." Ich konnte aber*
> *nicht dulden, daß sie ihre fremden Gebräuche und den*
> *Zweifel, der zur Fäulnis führt, bei uns einschleppten. Wie*
> *hätte ich jene Hirten, die einer anderen Welt angehörten,*
> *in meinem Lande empfangen können? Und ich antwortete*
> *ihm: " bei mir sind funfundzwanzigtausend Kinder, die ih-*
> *re eigenen und keine fremden Gebete lernen müssen, denn*
> *sonst werden sie keine Gestalt gewinnen." ... So entschie-*
> *den die Waffen über unsere Völker.*

Auch wenn der Fürst hier nicht ausdrücklich von "Rasse" spricht,
ist es doch von dort kein weiter Weg zum Hitlerschen Begriff der
Rassenreinheit. Und wir denken auch an Hitlers vehemente Ablehnung des Internationalismus.

Verachtung

Der Begriff Verachtung bzw. das dazugehörende Verb hat bei dem
Fürsten einen hohen Stellenwert, den ich so nicht nachvollziehen
kann. Wohl kann ich verstehen, wenn man Menschen wie Hitler

verachtet, aber das sind Extrembeispiele. Ein Beispiel will ich geben. Der Fürst sagt:

Ich verachte jeden, der sich durch Argumente bezwingen lässt.

Nun ja, dann verachtet der Fürst auch mich. Und das gefällt mir nicht[39].
Ich halte es da lieber mit HABERMAS, *mit dem eigentümlich zwanglosen Zwang des besseren Arguments*. Dass das bessere Argument wirken kann, erfordert freilich (unter anderem), dass der Austausch herrschaftsfrei ist. Davon ist der Fürst weit entfernt, denn er ist sozusagen die Verkörperung der Herrschaft.
An einer weiteren – hier wiederholten – Stelle, die für mich noch extremer ist, sagt der Fürst folgendes:

Es gibt nichts auf der Welt, was nicht unbedingt im Rechte wäre. Ausgenommen sind nur die, die überlegen, argumentieren, Beweise führen [...].
Ich beseitige sie daher einfach, so wie ich den Baum abhaue.

Unmittelbar davor steht die bereits zitierte (S. 189) Stelle von der Verachtung derer, die den Wein mischen. Da sind wir, wie schon angedeutet, wieder bei Sokrates, der den Wein gemischt hat. Mir scheint, dass das Mischen des Weines mehr bedeutet, dass es auch eine Metapher ist dafür, dass sich Menschen vermischen, geistig austauschen sollten, dass niemand der Fürst ist, wie es sich für die attische Demokratie gehörte (so störanfällig sie auch gewesen sein mag, was uns ja gerade das Beispiel des Sokrates zeigt).
Der Fürst hingegen scheint eher Platon zu folgen, der jenen zentralistischen Staat möchte, in dem es eine strenge Hierarchie gibt, einschließlich der untersten Abteilung des "Herdenviehs" (den

---

[39] "*Gemüt - Beschwerden durch - Verachtung, verachtet zu werden*" enthält neben etlichen höhergradigen Miteln auch Veratrum im ersten Grad. Ich denke, dass der Grad höher sein sollte, denn jemand, der sich so überhebt wie Veratrum, kann doch eigentlich Verachtung überhaupt nicht aushalten. Todesstrafe! Dennoch gibt es natürlich zwischen Verachtung und Verachtet-Werden eine Symmetrie. Zu beiden Seiten passt Veratrum.

Ausdruck gebraucht PLATON („der Staat") meines Wissens nicht, aber er würde passen). Oh nein, darunter gibt es natürlich noch die Sklaven. Aber die zählen ja sowieso nicht[40].

Bei aller dieser Verachtung (und es gäbe sehr viel mehr Beispiele) findet man aber auch wieder das Gegenteil, als Warnung gewissermaßen:

> *Denn bei einem, den du verdammst, könnte sein schöner Teil groß sein.*

In Bezug auf Hitler brauche ich wohl über den Begriff "Verachtung" kein Wort zu verlieren, sowohl hinsichtlich der passiv erlittenen als der aktiv ausgeübten Verachtung.

Ein letztes Beispiel noch zum Thema der Verachtung: Jemand durchquert eine Wüste und schafft das tatsächlich. Saint-Exupéry als der Fürst dazu:

> *Und wenn du am anderen Ufer wieder hochsteigst, lachend, männlich und berückend, werden sie dich gewiss erkennen, die Frauen – dich, den sie suchten, und du brauchst sie dann nur zu verachten, um sie zu gewinnen.*

An dieser Stelle fehlt es mir nun vollkommen an Verständnis und Erklärungsmöglichkeiten: Wie sollte ich jemanden gewinnen, indem ich ihn oder sie verachte?
Genug damit zur Verachtung! Wir wäre es, in einer Welt zu leben, in der es keine Verachtung gibt oder sie sich wirklich auf Extreme beschränkt? Ich möchte in dieser Welt lieber leben als in der des Fürsten! Das bisher Gesagte ermöglicht eine Repertorisation:

1	Gemüt - Beschimpfen, beleidigen, schmähen	108
2	Gemüt - Beschwerden durch - Mißbrauch, Miß-	56

---

[40] Man lese in diesem Zusammenhang noch einmal POPPER: "Die offene Gesellschaft und ihre Feinde", Band 1, ein großartiges Buch, geschrieben in der Nachfolge von Sokrates.

	handlung; nach	
4	Gemüt - Diktatorisch	66
5	Gemüt - Dissoziation von der Umwelt	5
6	Gemüt - Droht - töten; droht zu	6
7	Gemüt - Grausamkeit	56
8	Gemüt - Hochgefühl - religiös	3
9	Gemüt - Hochmütig, arrogant	136
10	Gemüt - Kämpfen, möchte	34
11	Gemüt - Philosophie - Fähigkeit zu	24
12	Gemüt - Predigen - religiöses, psychotisches Predigen	1
13	Gemüt - Religiöse Gemütsstörungen, Störungen in bezug auf die Religiosität	14
14	Gemüt - Unbarmherzig	35
15	Gemüt - Wahnideen - göttlich; er sei	5
16	Gemüt - Wahnideen - Visionen, hat - phantastisch	12
17	Gemüt - Wahrheit - sagt (vorbehaltlos, rücksichtslos) die reine Wahrheit	17

	verat.	stram.	lach.	hyos.	anac.	ars.	nux-v.	chin.	plat.	sulph.
	14/20	10/15	10/14	9/13	8/12	8/10	7/11	7/8	6/12	6/11
1	2	3	1	2	2	1	3	1	1	1
2	-	1	2	2	1	1	1	1	2	-
4	1	1	1	-	1	1	1	2	2	2

	verat.	stram.	lach.	hyos.	anac.	ars.	nux-v.	chin.	plat.	sulph.
	14/20	10/15	10/14	9/13	8/12	8/10	7/11	7/8	6/12	6/11
5	1	-	-	-	-	-	-	-	-	-
6	1	1	-	1	-	-	-	-	-	-
7	1	2	2	2	4	2	2	1	2	1
8	1	1	-	-	-	-	-	-	-	-
9	3	2	2	2	1	1	1	1	4	3
10	-	-	1	1	1	-	2	-	-	-
11	1	-	1	-	1	-	-	1	-	2
12	1	-	-	-	-	-	-	-	-	-
13	3	2	2	1	-	2	-	-	-	2
14	-	-	-	-	1	1	-	1	1	-
15	1	1	-	-	-	-	-	-	-	-
16	1	1	1	1	-	1	-	-	-	-
17	1	-	-	1	-	-	-	-	-	-

Wieder war ich überrascht, dass sich mein Verdacht hinsichtlich Veratrum album bestätigte. Jedoch halte ich alle dieser ersten zehn Mittel für möglich. Stramonium passt zu der Grausamkeit, ebenso wie Hyoscyamus (hier ist die Grausamkeit kälter) und Anacardium. Nux vomica ist der Kämpfer, der geradeaus fortschreitet[41] und

---

[41] An dieser Stelle fällt mir natürlich wieder Pulsatilla ein, das ich ja mit dem Schaf in Verbindung gebracht habe, mit dem geradeaus gehenden Wesen. Und die merkwürdige Verbindung zwischen Nux vomica und Pulsatilla. Ja, beide gehen geradeaus, jedoch Nux vomica aus einer inneren Notwendigkeit, um nicht zu sagen, einem Zwang (dem Vater genügen zu können), Pulsatilla hingegen folgt. *Führer befiehl, wir folgen!*

alle Hindernisse niederreißt, der den Feind ehrt, aber dennoch tötet, aus einer problematischen Vaterbeziehung heraus (die man auch bei dem Fürsten vermuten kann). Arsenicum album sehe ich nicht so sehr im Vordergrund. China hat den Kopf in den Wolken und träumt von großartigen Dingen, die getan werden können (was auf den Fürsten durchaus zutrifft). Bei Platin können wir ähnlich wie bei Veratrum von Selbstüberhebung sprechen. Eine weitere Gemeinsamkeit der beiden Mittel ist der Blickwinkel von ganz hoch oben (wie der des Adlers oder des Fliegers). Lachesis ist nach meiner Erfahrung bei akzentuierten Persönlichkeiten nahezu immer unter den ersten Mitteln, aber positive Indizien von Lachesis für den Fürsten finde ich gerade nicht allzu viele.

Ich wähle wiederum Veratrum, obwohl ich zugebe, dass sich diese Repertorisation vor allem auf die erste Hälfte des Buches bezieht. Im zweiten Teil ist der Fürst weniger grausam, aber dafür nachdenklicher.

Er scheint den gnadenlosen und grausamen Teil in sich abgespalten zu haben und in einen "Propheten mit den harten Augen" zu projizieren. Er scheint auch eingesehen zu haben, dass es ihm nicht gelingen wird, alle seine Untertanen auf den rechten Weg zum wirklichen Menschen zu bringen. Aber immer noch ist unklar, was mit jenen geschehen soll, die diesen Weg nicht gehen (können oder wollen). Der Prophet mit den harten Augen meint, es dürften nur die Gerechten gerettet werden, damit die Verderbnis vernichtet werde. Die Antwort des Fürsten ist:

> *Halt, [...] da gehst du zu weit. Denn du gedenkst, mir die Blüte vom Baum zu trennen. Du möchtest die Ernte veredeln, indem du den Dünger beseitigst. Die großen Bildhauer retten, indem du den schlechten den Kopf abschlägst.*

Mir scheint, dass dieser Prophet mit den harten Augen so etwas wie ein Vater-Introjekt sein könnte und dass sich der Fürst jetzt allmählich von dem übermächtigen Einfluss seines Vaters löst.
Dennoch: Was tut er mit denjenigen, die ihm nicht folgen? Da spricht er von einem Zuchthaus, in dem er diejenigen einschließt,

---

Sicher ist das etwas verkürzt dargestellt, aber es ist etwas daran.

die nicht mehr Menschenart besitzen. Die Frage ist, wo man da die Grenze zieht zwischen Menschenart und Nicht-mehr-Menschenart. Und er macht sich Gedanken darüber, wie er regieren soll:

> *Wohin gehen sie? Wohin soll ich sie führen, Herr? Wenn ich sie regiere, werden sie sich selber gleichen. Ich kenne keine Amtsführung, Herr, die nicht den Gegenstand ihrer Betreuung verhärtet. Und was soll ich mit einem Samenkorn anfangen, wenn es nicht nach dem Baume strebt? Und was soll ich mit einem Flusse anfangen, wenn er nicht nach dem Meere strebt? Und mit einem Lächeln, Herr, wenn es nicht nach der Liebe strebt?*

Nach Demokratie steht ihm jedenfalls immer noch nicht der Sinn. Er herrscht allein (was er auch selbst sagt) – wie Hitler. Auch der Fürst verfolgt das Führermodell. Zwar fragt er sich besonders in der zweiten Hälfte des Buches nach der richtigen und guten Art der Führerschaft, aber er bleibt der Führer. Hitler war da viel gröber.

> *Daß der Hitlersche Zusammenhang dem deutschen Traum genügte, beweist nur, daß dieser Traum geringe Ansprüche stellte.*
> (Carnets)

Die Frage, wie er den richtigen Weg findet, dieser Aufgabe der Führung seiner Stadt (seines Landes) gerecht zu werden, beantwortet der Fürst schließlich so, dass das in Bezug auf Gott möglich ist (wobei die alttestamentliche Stimmung der Strenge immer noch im Vordergrund steht, nicht die neutestamentliche der Nächstenliebe). Paradox ist dabei allerdings, dass er überzeugt ist, dass Gott nicht antwortet (was er ja wirklich nicht tut, jedenfalls nicht auf die Weise, die wir erwarten und erkennen können). Ich weiß nicht, wie man durch den Bezug auf einen Gott, der nicht antwortet, eine Herrschaft begründen soll.

Das geht aber noch weiter. Er meint, dass Liebe zwischen Menschen nur auf dem Weg über Gott möglich ist. Das würde bedeuten, dass Liebe immer universell sein muss und sich nur in der Liebe zu einer bestimmten Person manifestiert.

Ähnliches hat auch Diotima gesagt[42]. Allerdings ist bei ihr diese Form der Liebe die höchste, die es gibt. Diotima verdammt aber die davor liegenden Formen der Liebe nicht, sondern sieht sie als Entwicklungsstufen. Der Fürst hingegen will immer das Höchste. Als Ziel ist das wunderbar, aber das, was davor liegt, kann auch schon ganz ok sein. Teilweise erkennt er das, wenn er etwa meint (wie schon zitiert), man müsse auch die schlechten und durchschnittlichen Bildhauer fördern, damit es die ausgezeichneten überhaupt geben kann. Es sind zwei verschiedene Tendenzen in ihm: das Abhauen des Minderwertigen und seine Duldung, damit aus dem Durchschnitt auch das Außerordentliche hervorgehen kann. Sein Entscheidungskriterium ist die Inbrunst, mit der gehandelt wird, also die Frage, ob die Handlung von etwas getragen wird, was außerhalb des Handelnden liegt.

Da ich gerade von Liebe schrieb: Hitler kannte keine Liebe.

Und eine letzte Bemerkung noch zum Fürsten: Sein Frauenbild ist zum Fürchten.

> *Es kam die Nacht meiner Reue, in der ich erkannte, daß ich sie nicht zu gebrauchen verstand. [...]*
> *In jener Nacht habe ich mich zornig von ihrem Lager erhoben, da ich begriffen hatte, dass ich Vieh im Stalle war. Ich bin Herr, kein Diener der Frauen. [...]*
> *Ich habe in der Frau das Geschenk gesucht, das sie mir gewähren konnte. Die eine habe ich begehrt wie einen Glockenklang, dessen Heimwehmelodie ich genossen hätte. Was aber Tag und Nacht mit dem gleichen Glockenklang anfangen? Du verwahrst die Glocke gar bald auf dem Speicher und verspürst kein Bedürfnis mehr, sie zu hören. Eine andere Frau begehrte ich wegen einer feinen Schwankung in ihrer Stimme, wenn sie "Du, mein Gebieter" sagte, aber bald bist du das Wort müde und träumst von einem anderen Liede.*

M.E. erübrigt es sich, dieses Zitat fortzusetzen und es erübrigt sich auch, es irgendwie zu kommentieren. Nur eine Bemerkung: Das

---

[42] So, wie sie Sokrates im "Symposion" zitiert.

steht ziemlich am Ende des Buches, als der Fürst schon etwas "weicher" geworden ist und von Vergewaltigungsempfehlungen (siehe Seite 155) nicht mehr die Rede ist.

Zusammenfassung zur "Stadt in der Wüste"

Im letzten Band dieser Schriftenreihe schrieb ich, dass es mir schwer fällt, KAFKA zu lesen, dass KAFKA aber dann einen solchen Sog erzeugt, dass man mit dem Lesen gar nicht aufhören mag.
Bei Saint-Exupérys Buch "Die Stadt in der Wüste" war es anders. Es war eine einzige große Anstrengung, durchzuhalten. Ich habe es geschafft. Zweimal. Aber wenn ich dieses Buch ohne den Vorsatz gelesen hätte, darüber zu schreiben, wäre es nach den ersten 50 Seiten in der Ecke gelandet und dort verblieben. Stattdessen habe ich es wieder ins Bücherregal gestellt: ganz oben, ganz hinten.
Jeder Protagonist eines Schriftstellers hat mit ihm zu tun, jeder ist gewissermaßen ein Stück von ihm. Bei Saint-Exupéry geht es weiter: Mir scheint, dass Saint-Exupéry der Fürst ist. Und das tut mir weh. Saint-Exupéry, der universelle Humanist, schreibt als der Fürst solche Sätze wie

> *Im Schweigen meiner Liebe ließ ich eine große Zahl von ihnen hinrichten.*

Wobei für mich ziemlich bedeutungslos ist, wer "sie" denn sind. Im Reich des Fürsten sind es falsche Propheten, aber es könnten genausogut Araber, Leute mit einer anderen Hautfarbe, Christen oder Juden sein – oder einfach Leute mit einer anderen Meinung.
Der Fürst will der Herrscher sein und er ist der Herrscher. Von Demokratie hält er nichts, weil sie Fäulnis erzeugt. Die Menschenrechte sind ihm nicht wichtig. Dafür möchte er die Gottesrechte anwenden (was immer das sein mag, wenn Gott schweigt).
Dem muss etwas entgegengesetzt werden:

> *All human beings are born free and equal in dignity and rights. They are endowed with reason and conscience and should act towards one another in a spirit of brotherhood.*

Nun wird es aber Zeit, eine Längsschnitts-Repertorisation von Saint-Exupery vorzustellen. Der Leser wird bereits mutmaßen, welches Mittel an erster Stelle zu finden ist.

1	Gemüt - Abenteuerlustig	5
2	Gemüt - Aktivität - Verlangen nach	162
3	Gemüt - Beschwerden durch - Verachtung; verachtet zu werden	32
4	Gemüt - Brütet, grübelt	80
5	Gemüt - Diktatorisch	66
6	Gemüt - Ehebrecherisch	14
7	Gemüt - Fliegen - Verlangen zu fliegen	1
8	Gemüt - Fliehen, versucht zu	109
9	Gemüt - Frühreife, altkluge Kinder	37
10	Gemüt - Grobheit	63
11	Gemüt - Hochmütig, arrogant	136
12	Gemüt - Kauzig, eigen - Handlungen, Gedanken, Meinungen; in seinen	3
13	Gemüt - Kämpfen, möchte	34
14	Gemüt - Mutig	52
15	Gemüt - Unbesonnen, unachtsam	100
16	Gemüt - Unfälle verwickelt; oft in	13
17	Gemüt - Verächtlich	57
18	Gemüt - Wahnideen - Einfluß; er stehe unter einem mächtigen	17
19	Gemüt - Wahnideen - Fliegen - müsse er fliegen; als	3
20	Gemüt - Wahnideen - hochgestellte Persönlichkeit; er sei eine	33

	verat.	lach.	sulph.	lyc.	hyos.	bell.	plat.	nux-v.	staph.	stram.
	17/31	15/25	14/18	12/22	12/19	12/17	11/19	11/17	10/15	10/14
1	-	-	-	-	-	-	-	-	-	-
2	3	3	2	1	2	-	-	1	1	-
3	1	-	1	1	1	1	2	3	2	-
4	3	1	1	1	1	1	1	1	-	1
5	1	1	2	3	-	-	2	1	-	1
6	1	1	-	2	-	-	1	-	1	-
7	-	-	-	-	-	-	-	-	-	-
8	2	1	1	1	3	4	1	2	2	2
9	3	3	1	1	1	1	-	1	1	-
10	3	1	-	3	2	1	1	2	1	2
11	3	2	3	4	2	1	4	1	2	2
12	2	-	1	-	-	-	-	-	-	-
13	-	1	-	-	1	1	-	2	-	-
14	1	1	1	-	-	2	1	-	1	-
15	1	2	1	2	2	2	1	1	1	1
16	-	-	1	-	-	-	-	-	3	-
17	2	2	1	2	1	-	3	2	-	1
18	1	2	-	-	2	-	-	-	-	2
19	1	-	-	-	-	1	-	-	-	-
20	2	2	1	1	-	1	2	-	-	1
21	1	2	1	-	1	1	-	-	-	1

Zusammenfassung zu Saint-Exupéry und Hitler

Es ging mir hier nicht darum, anhand der Tatsache, dass für Hitler und Saint-Exupéry (bzw. seinen genannten Gestalten) das gleiche Mittel – Veratrum album – in Frage kommt, zu schlussfolgern, dass sich Hitler und Saint-Exupéry irgendwie ähnlich sind.

Eigentlich ging es mir ursprünglich fast um das Gegenteil: Zu zeigen, dass völlig verschiedene Menschen mit einem völlig verschiedenen Welt- und Menschenbild doch auf das gleiche Mittel verweisen können.

Im Laufe der Beschäftigung mit meinem Thema ergab sich jedoch, dass es eben doch Ähnlichkeiten gibt[43] – jene, die oben bereits herausgestellt wurden; Eigenschaften, die einerseits zum "Kleinen Prinzen" führen können, andererseits aber zum diktatorischen Fürsten der "Citadelle" und jenseits des Literarischen zum Großverbrecher Hitler.

Da sich manches davon gut im Arzneimittelbild von Veratrum album fassen lässt, seien mir an dieser Stelle ein paar Ausführungen zu Veratrum album gestattet. Das lehnt sich an das an, was ich bereits über Veratrum schrieb („Psychodynamik...", Band 4), ist aber zugleich Verkürzung, Ergänzung und Korrektur.

Veratrum album: Die Selbstüberhöhung

Bei Veratrum album denke ich gern an Alexander den Großen, nicht nur, weil es die Hypothese gibt, er sei mit weißem Germer (Veratrum album) vergiftet worden (ob nun als Überdosis bei einer medizinischen Anwendung oder durch Giftmord), sondern auch und insbesondere, weil die Psychodynamik von Veratrum album zu ihm passen könnte.

Aber da ist doch noch etwas Differenzierung angebracht.

Ursprünglich habe ich Alexander mit Nux vomica in Verbindung gebracht, weil bei ihm offenbar ein Konflikt vorlag, den ich als ty-

---

[43] Das ist auch nicht verwunderlich, denn alle Menschen sind sich ähnlich, müssen sich ähnlich sein, wenn wir den Begriff "Mensch" aufrecht erhalten wollen.

pisch für Nux vomica betrachte: Das männliche[44] Kind wird vom Vater nicht geschätzt und bekommt die (zumindest) unterschwellige Botschaft: "Du taugst nichts". Eine Reaktionsmöglichkeit auf diese Botschaft ist der Gedanke und die darauffolgende Handlung: "Dir werde ich's aber zeigen!"

Nun ja, Alexander hat es seinem Vater gezeigt. Er hat Kontinente erobert.

Ich dachte damals, dass Veratrum in dieser Hinsicht geradezu gegensätzlich zu Nux vomica ist: Veratrum wird (ähnlich wie Mercurius) so gefördert, dass ihnen der Thronsessel natürlicherweise gebührt.

In der Tat ist das eine Möglichkeit, aus der sich dieser Drang, an die Spitze zu kommen, erklären lässt.

Wir sollten aber die andere Möglichkeit auch bedenken: Man kann so unterdrückt und missachtet sein, dass man alles tut, um auf jene Position zu kommen.

Letztere Möglichkeit passt auf Alexander und, wie ich meine, auch auf Hitler, erstere könnte eher auf Saint-Exupéry passen.

Mit anderen Worten gibt es zwei psychodynamische Zugänge zu Veratrum album: Der eine ist die "Prinzen-Erziehung", in der der Blick von oben selbstverständlich ist[45] – ähnlich wie bei Mercurius und vielleicht Sulphur. Man könnte da bei Veratrum von einem übersteigerten Mercurius-Bild sprechen.

Der andere Zugang ist der, auf dem der Führerstuhl mit Blut, Schweiß und Tränen erkämpft werden muss.

Aber was passiert dann, wenn wir[46] diese ersehnte Position gewonnen haben, egal auf welchem der zwei Wege?

Es kann passieren, dass diese Position nicht von jedem anderen Menschen anerkannt wird, dass sie gar angegriffen wird. Dagegen gilt es, Vorsorgemaßnahmen zu ergreifen sowie Verteidigungsstrategien zu entwickeln. Vorsorgemaßnahmen bestehen in einer effek-

---

[44] Es muss sich heute nicht immer um eine solche Vater-Sohn-Beziehung handeln, denn sonst gäbe es ja keine Nux-vomica-Frauen. Zu den Zeiten von Alexander wird das aber eher so gewesen sein.

[45] In diesem Zusammenhang ist auch zu sehen, dass Veratrum eines der führenden Mittel in der Rubrik "*Frühreife, altkluge Kinder*" ist. Das kann durch zweierlei Einflüsse bedingt sein: durch wirkliche geistige Förderung oder durch die Übertragung von Dünkel.

[46] "Wir" ist das falsche Wort. Es kann nur einen geben!

tiven Polizei (oder besser: einer geheimen Staatspolizei) sowie in deutlich ausgesprochenen Drohungen: Wer hier behauptet, der Gebetskranz solle eigentlich 13 statt 12 Perlen haben, der wird enthauptet.

Die Verteidigungsstrategien bei einem unvorhergesehenen Angriff müssen sich natürlich nach der Art dieses Angriffes richten, aber es gibt eine Strategie, die bei Veratrum immer geht:

Wenn ich angegriffen werde, dann bedeutet das immer, dass mir jemand so nah gekommen ist, dass ein solcher Angriff möglich ist. Aber eigentlich ist ja das Ziel von Veratrum der Abstand, der allein die Sicherheit der herausgehobenen Position garantiert. Die eine Möglichkeit, einen solchen Angriff abzuwehren ist daher, dass man diejenigen, die angreifen, wieder in der Hierarchie-Leiter nach unten befördert. Das ist Aufgabe der Polizei, funktioniert aber leider nicht immer.

Die zweite Möglichkeit ist, dass man sich selbst weiter nach oben befördert, um zumindest subjektiv unangreifbar zu bleiben.

Diese Skala ist aber für uns Menschen nach oben nicht unbegrenzt. Ich denke, daraus entstehen diese merkwürdigen religiösen Wahnideen:

> *Religiöse Wahnideen (entstanden aus Größenwahn und Verwirrung über die eigene Identität). Glaubt, er sei Christus oder er sei von Gott auserwählt, andere Menschen zu bekehren.*
> VERMEULEN

Besonders der Schluss des Zitats passt gut zum Fürsten der Stadt in der Wüste. Auch bei Hitler lässt sich beim genauen Lesen so etwas nachweisen.

Aber was passiert, wenn auch diese Wahnideen nichts mehr nutzen? Hierzu noch einmal VERMEULEN:

> *Beim Ausbleiben des Erfolgs seiner Bemühungen: Depression, Gleichgültigkeit, Verlassenheitsgefühl*

Das trifft nicht so sehr auf den Fürsten der Stadt in der Wüste zu, obwohl es bei genauerem Lesen doch aufzufinden ist. Aber es trifft auf Exupéry zu, der vor seinem Tod schwer depressiv gewesen sein soll[47]. Auf Hitler in seinen letzten Tagen im "Führerbunker" trifft es sehr wahrscheinlich auch zu. Es blieb ihm schließlich nur noch der Suizid.

Nun ist es aber nicht so, dass diese Eigenschaften erst am Schluss der "Leiter" auftreten. Vielmehr arbeitet sich Veratrum die ganze Zeit mit großer Energie nach oben. Dafür werden auch fragwürdige Mittel eingesetzt (*Ehrgeiz - erhöht, vermehrt, sehr ehrgeizig - setzt alle möglichen Mittel ein: Lyc (1), Plat(1), Verat(2)*).
Verbunden damit ist die stets vorhandene Angst um die gerade eingenommene gesellschaftliche Stellung. Deshalb muss man „*hart zu Untergebenen und freundlich bis unterwürfig zu Vorgesetzten*" sein (Lach, Lyc, Plat, Verat – wobei mein Bild von Lachesis Zweifel aufwirft, ob das Mittel wirklich in diese Rubrik gehört. Hochmut ist also durchaus vorhanden.
Man kann jetzt anführen, dass der Fürst der Citadelle in solche Kämpfe um seine Stellung nicht so sehr verwickelt ist, sondern bereits der uneingeschränkte Herrscher ist. Der Kampf um die höhere Position spielt für ihn keine Rolle mehr, sondern nur die Möglichkeit, angegriffen zu werden. Daher kommt auch bei ihm diese Unduldsamkeit "nach unten".
Gleichgestellten gegenüber kann es ähnlich sein wie bei Nux vomica: Sie werden mit Respekt behandelt. Ich erinnere an das beschriebene Treffen des Fürsten mit dem Nachbarfürsten, das respektvoll verlief, dem aber dann doch der Krieg folgte.
Dennoch muss Veratrum ständig auf der Hut sein. Es könnte etwas gegen sie im Gange sein. Das sieht man ihnen nicht an, denn sie erscheinen souverän, aber des Nachts kann es anders aussehen. Könnte man womöglich doch scheitern? Eine furchtbare Vorstellung, denn Scheitern steht überhaupt nicht auf dem Lebensplan. Und doch ist Scheitern enorm wichtig, denn durch Scheitern entdecken wir unsere wirklichen Fähigkeiten gleichzeitig mit dem, was uns schwerfällt. Das heißt, durch Scheitern werden wir zu dif-

---

[47] Es gibt ja auch die Hypothese, dass sein Tod ein Suizid gewesen sei. Diese wird zwar heute auf Grund neuerer Erkenntnisse zumeist verworfen, aber ich bin mir da nicht so sicher. Es war der letzte geplante Flug. Er hätte nie wieder als Pilot diese Welt von einem Standpunkt von oben betrachten können. Und auch wenn es ein Abschuss war: Man kann so etwas auch provozieren.

ferenzierten Persönlichkeiten. Und wir lernen durch Scheitern viel über die anderen und damit darüber, dass wir nicht allein auf der Welt sind.

Anhang

1) Bei der Gesamtrepertorisation von Hitler verwendete Rubriken

1	Gemüt - Pläne - macht, schmiedet viele Pläne	36
2	Gemüt - Pläne - macht, schmiedet viele Pläne - gigantische Pläne	1
3	Gemüt - Zorn - plötzlich	38
4	Gemüt - Haß	96
5	Gemüt - Wahnideen - Feind - umgeben von Feinden	11
6	Gemüt - Menschenfeindlichkeit, Misanthropie	60
7	Gemüt - Gier, Habsucht	26
8	Gemüt - Bulimie	93
9	Gemüt - Waschen - Verlangen, sich zu waschen - Hände; wäscht sich ständig die	24
10	Gemüt - Gedächtnis - gut, aktiv	117
11	Gemüt - Entschlossenheit	26
12	Gemüt - Eitelkeit	18
13	Gemüt - Ichbezogenheit, Selbstüberhebung	55
14	Gemüt - Unternehmen; etwas - Vieles, hält aber bei nichts durch, bleibt nicht dabei; unternimmt	41
15	Gemüt - Bestimmtheit	48
16	Gemüt - Untätigkeit	54
17	Gemüt - Nachahmung, Imitation	16
18	Gemüt - Fanatismus	11
19	Sehen - Verlust des Sehvermögens - hysterisch	4
20	Gemüt - Blindheit vor; täuscht	1
21	Gemüt - Wahnideen - blind; er wäre	5
22	Gemüt - Beschwerden durch - Streit, Streitigkeiten - Vater; mit dem	4

23	Gemüt - Ehrgeiz - erhöht, vermehrt, sehr ehrgeizig - Mittel ein; setzt alle erdenklichen	3
24	Gemüt - Eigensinnig, starrköpfig, dickköpfig - Dummkopf, ein Einfaltspinsel; wie ein	5
25	Gemüt - Geisteskrankheit, Wahnsinn - Größenwahn	16
26	Gemüt - Hochmütig, arrogant - dumm und hochmütig	6
27	Gemüt - Sonderbar, fremd, merkwürdig - Sonderling	15
28	Gemüt - Wahnideen - Arbeit - hart; arbeitet	6
29	Gemüt - Wahnideen - Einfluß; er stehe unter einem mächtigen	17
30	Gemüt - Wahnideen - Visionen, hat - phantastisch	12
31	Gemüt - Geckenhaft	8
32	Gemüt - Destruktivität, Zerstörungswut	69
33	Gemüt - Prophezeit	23
34	Gemüt - Tiere - liebt Tiere, Tierliebe - Hunde	5
35	Gemüt - Wahnideen - anerkannt, geschätzt; sie würde nicht	33
36	Gemüt - Lügner	33
37	Gemüt - Wahnideen - religiös	21
38	Gemüt - Feuer - anzünden; möchte Dinge	9
39	Gemüt - Delirium - Feuer, spricht von	2
40	Gemüt - Wahnideen - Feuer	43
41	Gemüt - Wahnideen - Feuer - Visionen von	37
42	Gemüt - Ehrgeiz - erhöht, vermehrt, sehr ehrgeizig	73
43	Gemüt - Mystizismus	10
44	Gemüt - Wahnideen - Gestalten - sieht Gestalten	57
45	Gemüt - Wildheit	44

46	Kehlkopf und Trachea - Stimme - guttural	2
47	Gemüt - Verwirrung; geistige - Identität; in bezug auf seine	79
48	Gemüt - Sentimental, schwärmerisch, rührselig	90
49	Gemüt - Ekstase	86
50	Gemüt - Wahnideen - Christus; er sei	4
51	Gemüt - Haß - Rachsucht; Haß und	23
52	Gemüt - Furcht - berührt zu werden	57
53	Gemüt - Berührtwerden - Abneigung berührt zu werden	84
54	Gemüt - Furcht - Ansteckung	20
55	Gemüt - Furcht - Syphilis; vor	3
56	Gemüt - Furcht - Fremden; vor	54
57	Gemüt - Monomanie	46
58	Gemüt - Liebe - Perversion; sexuelle	28
59	Gemüt - Lesen - Verlangen	18
60	Gemüt - Angesehen, angeblickt zu werden - erträgt es nicht, angesehen zu werden	47
61	Gemüt - Weinen - krampfhaft, spasmodisch	22
62	Gemüt - Schamhaft, große Scham	7
63	Gemüt - Schizophrenie	36
64	Gemüt - Gefühllos, hart	57
65	Gemüt - Geschmacklosigkeit bei der Wahl der Kleidung	12
66	Ausdrücke - Gemüt - Ankleiden, Anziehen - extravagant	32
67	Gemüt - Gesten, Gebärden; macht - übertrieben, extravagant	4
68	Gemüt - Gesten, Gebärden; macht - unsicher	5

69	Gemüt - Getragen - Abneigung getragen zu werden	6
70	Gemüt - Liebkost zu werden; Liebkosungen - Abneigung, liebkost, gestreichelt zu werden	10
71	Gemüt - Eifersucht	87
72	Gemüt - Wahnideen - Krankheit - unheilbare Krankheit; er habe eine	25
73	Gemüt - Abergläubisch	23
74	Gemüt - Distanziert - Gefühl von Distanziertheit	3
75	Gemüt - Furcht - Infektion, vor	16
76	Gemüt - Furcht - Krankheit, vor drohender - unheilbar zu sein	24
77	Gemüt - Gesten, Gebärden; macht - ungeschickt in bezug auf	9
78	Gemüt - Gleichgültigkeit, Apathie - geliebte Personen; gegen	38
79	Gemüt - Schwacher Charakter	7
80	Gemüt - Vorurteile, voreingenommen, parteiisch	9
81	Gemüt - Dogmatisch	18
82	Gemüt - Diktatorisch	66
83	Gemüt - Kauzig, eigen	12
84	Gemüt - Kauzig, eigen - Handlungen, Gedanken, Meinungen; in seinen	3
85	Gemüt - Geheimnistuerisch, verschlossen	44
86	Gemüt - Wahrheit - sagt (vorbehaltlos, rücksichtslos) die reine Wahrheit	17
87	Gemüt - Gesten, Gebärden; macht - sonderbare Posen und Haltungen	21
88	Gemüt - Furcht - vergiftet - werden; Furcht, vergiftet zu	38
89	Gemüt - Wahnideen - Phantasiegebilde, Illusionen	132

90	Gemüt - Wahnideen - Visionen, hat	130
91	Gemüt - Wahnideen - Gott - Bote Gottes; er sei ein	1
92	Gemüt - Wahnideen - Gott - Verbindung mit Gott; er stehe in	6
93	Gemüt - Wahnideen - göttlich; er sei	5
94	Gemüt - Wahnideen - Bilder, Phantome; sieht	112
95	Gemüt - Eigensinnig, starrköpfig, dickköpfig	158
96	Gemüt - Gesten, Gebärden; macht - nervös	3
97	Gemüt - Ehrfurcht, Bewunderung	18
98	Gemüt - Fliehen, versucht zu	108
99	Gemüt - Reisen - Verlangen nach	58
100	Gemüt - Schlagen	98
101	Gemüt - Wahnideen - sterben - gleich sterben; man würde gleich	66
102	Gemüt - Gedächtnis - gut, aktiv - Zahlen; für	1
103	Gemüt - Hartherzig, unerbittlich	39
104	Gemüt - Grausamkeit	56
105	Gemüt - Wahnideen - Feuer - Welt steht in Flammen; die	5
106	Gemüt - Hellsehen	68
107	Gemüt - Verwirrung; geistige - Identität; in bezug auf seine - Dualität; Gefühl der	48
108	Allgemeines - Speisen und Getränke - Gebäck - Verlangen	34
109	Allgemeines - Speisen und Getränke - Schokolade - Verlangen	126
110	Gemüt - Verlangen, Wunsch nach - voller Verlangen - Höhle zu sein; Verlangen, in einer	1
111	Gemüt - Unwirklich - unterscheiden zwischen wirk-	1

	lich und unwirklich, Wirklichkeit und Einbildung; kann nicht	
112	Gemüt - Suizidneigung; Neigung zum Selbstmord	197
113	Gemüt - Geisteskrankheit, Wahnsinn - Suizidneigung; mit	6
114	Gemüt - Verlassen zu sein; Gefühl - Isolation; Gefühl von	76
115	Gemüt - Brütet, grübelt	80
116	Gemüt - Furcht - allein zu sein	137
117	Gemüt - Gesellschaft - Verlangen nach - allein; agg. wenn	89
118	Gemüt - Redseligkeit; Geschwätzigkeit	220
119	Gemüt - Energiegeladen; fühlt sich	14
120	Gemüt - Raserei, Tobsucht, Wut	164
121	Gemüt - Unzüchtig, obszön - Sprechen	16
122	Gemüt - Unanständig, unzüchtig - Sprache, anstößige	16
123	Gemüt - Glücksspiele - Spielleidenschaft	19
124	Gemüt - Brütet, grübelt - abwechselnd mit - Schreien	1
125	Gemüt - Brütet, grübelt - Ecke; sitzt stumpfsinnig oder brütend in einer	12
126	Allgemeines - Medikamente - allopathische - Mißbrauch von	36
127	Gemüt - Licht - Abneigung gegen	12
128	Gemüt - Theoretisieren	41
129	Kehlkopf und Trachea - Stimme - leise	49
130	Gesicht - Farbe - gräulich	34
131	Extremitäten - Zittern - Hände	206
132	Extremitäten - Nachschleppen - Unterschenkel, der	17
133	Gemüt - Manie - abwechselnd mit - Niedergeschla-	31

	genheit	
134	Gemüt - Manie - abwechselnd mit - Stille und Schweigen	1
135	Gemüt - Verzweiflung - abwechselnd mit - Euphorie	1
136	Gemüt - Reizbarkeit, Gereiztheit - abwechselnd mit - Verzweiflung	1
137	Gemüt - Unbarmherzig	35
138	Gemüt - Moralischem Empfinden; Mangel an	68
139	Gemüt - Empfindlich - Mangel an Empfindlichkeit	37
140	Gemüt - Dissoziation von der Umwelt	5
141	Allgemeines - Unempfindlichkeit	94
142	Gemüt - Geziertheit, Affektiertheit	25
143	Gemüt - Sonderbar, fremd, merkwürdig - Sonderling - Meinungen und Handlungen, in seinen	3
144	Gemüt - Redseligkeit; Geschwätzigkeit - Reden, hält	9
145	Gemüt - Redseligkeit; Geschwätzigkeit - religiöse Themen, über	1
146	Gemüt - Redseligkeit; Geschwätzigkeit - geisteskrank	9
147	Gemüt - Suizidneigung; Neigung zum Selbstmord - Gift, durch	8
148	Gemüt - Suizidneigung; Neigung zum Selbstmord - Erschießen, durch	19

2) Verwendete Literatur

Adorno, Horckheimer: „Dialektik der Aufklärung. Philosophische Fragmente", Frankfurt am Main 1988

Allen, J.H.: „Die chronischen Krankheiten. Die Miasmen", Aachen 2000

Arendt, Hannah: „Ich will verstehen: Selbstauskünfte zu Leben und Werk", München 2005

Binion, Rudolph: „... daß ihr mich gefunden habt. Eine Psychohistorie", Stuttgart 1988

Bly, Robert: „Eisenhans. Ein Buch über Männer", Reinbek 2005

Borges, Jorge Luis:"Die Bibliothek von Babel", Berlin 1987

Calvino, Italo: „Die unsichtbaren Städte", Frankfurt 2013

Clarke, John Henry: „Der neue Clarke. Eine Enzyklopädie für den homöopathischen Praktiker", Bielefeld 1990-1996

Clüver, Bernd „Der kleine Prinz (Schlager 1974)

Cornish, Kimberley: „Der Jude aus Linz. Hitler und Wittgenstein", Berlin 2002

Elendt, D.: „Die sogenannten chronischen Krankheiten. Homöopathische Miasmen als Entwicklungsphasen der Persönlichkeit", Norderstedt 2004

Elendt, D.: „"Psychodynamik homöopathischer Arzneimittelbilder unter Berücksichtigung der Miasmen", Teil 1-4, Norderstedt 2011-2018

Fest, Joachim: „Hitler. Eine Biographie", München 2003

Franz, Marie-Luise von: „Der ewige Jüngling. Der Puer aeternus und der kreative Genius im Erwachsenen", München 1987

Freud, Sigmund: Werkausgabe auf CD: Projekt Gutenberg, Hamburg 2010 (basierend auf der Studienausgabe von 1969

Fromm, Erich: „Anatomie der menschlichen Destruktivität", in: Erich Fromm, Gesamtausgabe, Band 7, München 1989

Habermas, J: „Theorie des kommunkativen Handelns", Berlin 2002

Haffner, Sebastian: „Anmerkungen zu Hitler", München 1978

Hesse, Hermann: „Das Glasperlenspiel. Versuch einer Lebensbeschreibung des Magister Ludi Josef Knecht samt Knechts hinterlassenen Schriften", Berlin 2012

Jenninger, Philipp; Rede vom 10. November 1988 vor dem Deutschen Bundestag, nachlesbar unter:
http://scandalpress.com/19881110_jenninger.htm

Kernberg, Otto F.: „Borderline-Störungen und pathologischer Narzissmus", Frankfurt am Main 1993

Koch-Hillebrecht: „Homo Hitler. Psychogramm des deutschen Diktators", München 2000

Lang, Fritz: „Metropolis", Stummfilm, Deutschland 1927

Lurija, Alexander: „Kleines Portrait eines großen Gedächtnisses"

Laugier, Pascal: „ (Spielfilm), Frankreich, Kanada 2008, Reg. P

Matussek, Paul, Peter Matussek und Jan Marbach: „Hitler. Karriere eines Wahns", München 2000

Neumann, Hans-Joachim, Henrik Eberle: „War Hitler krank? Ein abschließender Befund", Bergisch-Gladbach 2009

Nietzsche, Friedrich: „Werke", Frankfurt am Main 1967

Nolte, Ernst: „Vergangenheit, die nicht vergehen will", Frankfurt am Main 1986

Miller, Alice: „Am Anfang war Erziehung", Berlin 1983

Platon: „Der Staat", Ditzingen 1985

Platon „Das Gastmahl", Ditzingen 2008

Popper, Karl: „Die offene Gesellschaft und ihre Feinde", Tübingen 1992

Rauschning, Hermann: „Gespräche mit Hitler", Zürich 1940

Sankaran, Rajan: „Synergie homöopathischer Ansätze in Fallaufnahme und Analyse", Mumbay 2013

Saramago: „Die Stadt der Blinden", Reinbek 1999

Simms, Brendan: „Hitler. Eine globale Biographie", München 2020

Sloterdijk, Peter: „Regeln für den Menschenpark, Basel 1997"

Sontag, Susan: „Krankheit als Metapher & AIDS und seine Metaphern", München 2003

Steiner, George: „Der Garten des Archimedes", München 1997

Stierlin, Helm: „Adolf Hitler. Familienperspektiven", Frankfurt am Main 1996

Vermeulen, Frans: „Synoptische Materia medica" Groß´Wittensee 1998

Webster, Paul: „Consuelo de Saint-Exupéry Das Leben der Rose des ,Kleinen Prinzen'",Berlin 2007

Weiß, Ernst: „Ich – der Augenzeuge", Hamburg 2012

Wilber Ken: „Die drei Augen der Erkenntnis. Auf dem Weg zu einem neuen Weltbild", München 1988

Es sind nur jene Literaturstellen aufgeführt, die ich selbst gelesen habe. Von den anderen im Text genannten Autoren habe ich nur indirekte Kenntnis. Wie bereits gesagt: Dies ist keine wissenschaftliche Arbeit.